PRÉCIS

SUR LES EAUX THERMÁLES

DE BOURBONNE-LES-BAINS.

LANGRES, DE L'IMPRIMERIE DE DEJUSSIEU.

PRÉCIS

SUR LES

EAUX THERMALES

DE

BOURBONNE-LES-BAINS,

DÉPARTEMENT DE LA HAUTE-MARNE,

PAR **J. J. BALLARD,**

DOCTEUR EN MÉDECINE DE LA FACULTÉ DE PARIS, CHEVALIER DE L'ORDRE ROYAL DE LA LÉGION D'HONNEUR, MÉDECIN PRINCIPAL DES ARMÉES, MÉDECIN EN CHEF DE L'HOPITAL MILITAIRE DE BOURBONNE, ETC., ETC.

A l'Humanité.

A BOURBONNE-LES-BAINS,

Chez LECLERT, Libraire, place de la Fontaine.

A PARIS,

Chez LECOINTE et POUGIN, Libraires, quai des Augustins, n.° 49.

1831.

****

OUVRAGES PUBLIÉS PAR L'AUTEUR.

Lettre sur la Vaccine, Autun et Paris, 1800.

De la Chlorose dans les deux sexes, Paris, 1805.

Send schreiben an die Tyroler ueber ihre Gesundheitwohl, Francfort am der Oder, 1805.

Dialogi poliglottides inter medicum et ægros, Madrid, 1809.

Médecine légale, traduit de l'allemand, de *Metzger*, Wilna, 1812.

Cours complet de toutes les sciences, divisé en sept leçons pour les sept jours de la semaine, et publié en faveur de ceux qui veulent tout savoir sans rien apprendre, petit in-12, Colmar, 1816.

Traité des êtres organiques, traduit du polonais d'*André Sniadecki*, Paris, 1822.

PRÉFACE.

MÉDECIN en chef de l'Hôpital militaire de
Bourbonne-les-Bains, et chargé, à ce titre, du
traitement médical des malades que les différens
corps armés ainsi que les hôpitaux du royaume
y envoient tous les ans, j'ai dû mettre à profit
les observations de mes devanciers, et ne rien
négliger de ce qui a été écrit sur cette partie
vraiment importante de la matière médicale et
de nos richesses nationales.

Quoique Bourbonne offre plusieurs restes de
constructions romaines, et des aqueducs sou-
terrains qui paraissent remonter à l'antiquité la

plus reculée, ce n'est cependant que du 16ᵉ siècle que datent les premiers ouvrages connus sur l'emploi médical de ses eaux. Leur nombre, depuis lors, prouve au moins l'importance que les praticiens y ont attaché; et cependant, j'avoue qu'appelé chaque année par mes fonctions à les appliquer de la manière la plus utile à l'homme malade, j'ai été trop peu satisfait de ce qui en a été écrit jusqu'ici, pour pouvoir garder moi-même le silence.

Je suis toutefois bien loin de me flatter d'avoir réuni dans ce cadre tout ce qu'il est possible de savoir sur les eaux de Bourbonne, quoique je pense n'avoir omis aucune des choses essentielles à connaître, soit par les médecins, soit par les malades eux-mêmes, dans l'état où est la science au moment où j'écris.

L'étude des eaux minérales, en général, est si peu approfondie en France, qu'il nous arrive souvent à Bourbonne des malades envoyés par des médecins, d'ailleurs très-instruits, aux eaux..., aux eaux....! et sans la désignation de celles auxquelles ils doivent donner la préférence. Si ce n'est pas là une mystification, au moins est-ce un aveu réel de l'insuffisance des moyens ordinaires, et de l'essai hasardé d'un autre genre de médication, dont on ne connaît ni la nature ni les effets. Aussi, l'air natal et les eaux sont-ils tombés en un tel discrédit chez les malades et dans l'opinion de beaucoup de praticiens, que ces deux prescriptions ont acquis, dans certaines contrées, et malgré leur valeur réelle, celle d'une condamnation médicale, contre laquelle il est fort heureusement de nombreux recours.

Nous devons une reconnaissance véritable aux médecins qui ont étudié et décrit les vertus des eaux minérales, qu'ils ont administrées eux-mêmes pendant de longues années ; et surtout lorsque étrangers à tout système exclusif, ils rapportent, avec une bonne foi scrupuleuse, ce qu'ils ont bien vu et bien observé dans le cours d'une longue pratique. Nous en devons également aux érudits qui, puisant dans toutes ces sources isolées, et faisant un extrait raisonné de chacune de ces monographies, ont contribué à populariser la connaissance des eaux, et classé en groupes réguliers celles des deux hémisphères. Mais si quelques-uns des premiers, trop rapides dans leurs observations, ou par tout autre motif, ont écrit d'une manière inexacte et souvent superficielle, les seconds, quelque pures qu'aient été leurs intentions, en voulant répandre la vérité, n'ont ainsi souvent propagé que l'erreur.

Une œuvre nationale sur cette partie essentielle de la matière médicale était impatiemment attendue d'un grand nom et d'un grand titre; étayée des matériaux les plus imposans, elle devait être le complément des connaissances humaines sur les eaux minérales de la France, et même du globe entier: elle a paru. Le titre et le nom ont pu séduire, mais nous ne craignons pas d'assurer que l'ouvrage lui-même est infiniment au-dessous du mérite bien reconnu de l'auteur.

Nos écoles françaises, dans leur large cadre d'enseignement, ont des chaires de physique, de chimie, d'hygiène, etc, etc. Je pense qu'on pourrait, avec non moins d'avantage, octroyer aux élèves destinés à exercer un jour la médecine sur le sol de la patrie, un professeur d'eaux minérales, comme formant une branche presque inexploitée de la matière médicale et des ressources de l'art. Quel plus beau rôle dans l'enseignement, que celui d'unir à un résumé exact des propriétés physiques et chimiques des eaux minérales, et à une analyse-pratique, résultat de l'expérience des siècles, l'idée de la Divinité toujours active dans sa bienfaisance, répandant avec profusion ces sources salutaires sur la surface du globe, et veillant ainsi au soulagement de l'homme malade, comme elle dispense chaque jour ses dons aux besoins de l'homme sain lui-même !... Mais je m'aperçois que, partageant ses sentimens religieux d'admiration et de gratitude, j'empiète ici sur le terrain de l'auteur du *Précis historique sur les Eaux minérales*, qui, dans une pareille chaire, ferait assurément passer ces élans religieux d'enthousiasme et de reconnaissance dans l'âme de ses auditeurs, et y traiterait d'une manière beaucoup plus digne de lui des différentes eaux minérales du monde, et des maladies auxquelles elles peuvent porter d'utiles secours.

Sans entrer dans aucune controverse inutile, une bibliographie rapidement esquissée des auteurs qui ont écrit sur les eaux de Bourbonne, une statistique abrégée de leur territoire, leur analyse chimique, et les compositions factices qu'on a cru pouvoir leur substituer, tels seront les objets qui formeront l'Avant-Propos de ce Précis.

Après un aperçu général sur les eaux minérales, et en particulier sur celles de Bourbonne, nous passerons en revue les diverses maladies qui y sont traitées ; et dans les observations pratiques dont elles seront le sujet, nous nous bornerons au simple rôle de narrateur, sans exagérer les succès, ni dissimuler les circonstances où elles ont été inutiles.

Nous terminerons ce cadre monographique par une notice générale des affections pour lesquelles leur emploi serait éminemment nuisible, ou au moins très-hasardeux.

En suivant cette marche, qui n'est que le résultat de l'expérience, nous espérons présenter les eaux thermales de Bourbonne sous un nouveau jour, et concourir à détruire le préjugé existant sur les eaux minérales en général.

C'est en effet en exagérant leurs qualités réelles, et en en faisant une sorte de panacée universelle, qu'elles ont dû tomber en discrédit (*).

Nous pourrions renouveler à Bourbonne cette plainte, tant pour le civil que pour le militaire; car il n'est pas de mois où nous ne soyons forcés de renvoyer quelques-uns des malades qui nous sont adressés : trop heureux quand les fatigues d'un long voyage n'ont pas aggravé la maladie, et rendu tous les secours de l'art inutiles.

En évitant ces écueils, et en n'établissant que des faits bien avérés et constans, nous pensons avoir bien moins agi pour les eaux de Bourbonne elles-mêmes, que pour les médecins, et surtout pour

---

(*) « Je ne dois pas passer sous silence, (dit le professeur FODÉRÉ, *Dissertation sur les Eaux minérales des Vosges.*) « une mauvaise
» habitude, qu'ont les Médecins de certains pays, surtout de celui
» d'où j'écris, et où l'on a une grande confiance aux eaux, d'y envoyer
» indistinctement tous leurs malades incurables, ou dont ils sont
» ennuyés : ces malheureux périssent ainsi beaucoup plus tôt, lorsque
» le hasard n'a pas fait que les eaux soient adaptées à leurs maladies. »

les malades, dont l'état force à y avoir recours!

Ce précis sera terminé par un examen critique de l'administration des eaux de Bourbonne, telle qu'elle a eu lieu à diverses époques, et selon la nature des maladies. Nous en annoterons les effets progressifs durant leur usage, et successifs après leur emploi. Dans ce paragraphe nous n'oublierons pas les eaux minérales froides du voisinage, qui, telles que celles de Contrexeville, Larivière, etc., s'unissent avec avantage, dans certaines affections, au traitement des eaux de Bourbonne.

J'ajouterai, par forme d'appendice, et dans l'intérêt des malades, un double tableau des médecins, chirurgiens, pharmaciens et officiers de santé, résidant à Bourbonne-les-Bains, durant la saison des eaux, ainsi que des maisons qui reçoivent habituellement des baigneurs.

Une notice succincte des maladies traitées durant chaque saison, à laquelle seront jointes les observations pratiques des cas graves les plus récens, formera annuellement le complément le plus naturel de cet ouvrage.

AVANT-PROPOS.

Le plus ancien Traité que nous possédons sur
les eaux thermales de Bourbonne , ne remonte
qu'à 1570 , il est du *chirurgien* Hubert Jacob.
Cet ouvrage fut bientôt suivi de celui de Jean
Lebon , en 1590.

Nous ne connaissons , dans le 17ᵉ siècle , sur
cette matière , que deux réimpressions de l'ouvrage d'Hubert Jacob : la 1.ʳᵉ en 1600 par lui-
même , et la 2.ᵉ publiée en 1652 , avec très-peu
d'additions , par le D.ʳ Thibault , *doyen de
la faculté de Langres.*

En 1716 , l'ingénieur Gauthier donna une

notice sur les travaux des anciens à Bourbonne ;
et tandis que le *médecin* Nicolas Juy, impri-
mait, en 1716 et 1728, son Traité sur les propriétés
et les vertus de ces eaux, un Auteur Anonyme
publiait aussi un *Avis au Public* sur le même sujet.
Dans la même année (1716), le D.ᵉ René
Charles, *intendant des eaux de Bourbonne*, *et
professeur en l'université de Besançon*, donna
successivement six thèses latines, soutenues sous
sa présidence, sur les propriétés des eaux de Bourbonne. La traduction que fit le professeur lui-
même des six thèses, ne parut qu'en 1749, et
après sa mort. Son successeur, le D.ᵉ Baudry,
également *intendant des eaux*, *et médecin de
l'hôpital militaire*, écrivit en 1736, sur ces
eaux, un Traité volumineux et qui est encore
recherché. Cet ouvrage fut bientôt suivi de celui
du D.ᵉ Juvet, *son successeur à l'hôpital militaire* en 1750. Différentes dissertations du même
auteur, consignées dans les journaux savans, et
publiées en 1752, 1757 et 1774, relatent de nombreuses observations de cures opérées par les
eaux de Bourbonne, dans des cas où avaient
auparavant échoué toutes les ressources de l'art.
C'est le premier qui ait insisté pratiquement sur
l'efficacité des eaux thermales de Bourbonne,
dans le traitement des fièvres intermittentes rebelles ; opinion déjà avancée sans aucun déve-

loppement et d'une manière trop vague, par Hubert Jacob (1).

Ce fut en 1770 et 1772, que le D.ʳ CHEVA-LIER, *chirurgien à l'hôpital militaire de Bour-bonne*, publia ses nombreuses et intéressantes observations sur ces eaux. Peu de temps après le D.ʳ MONGIN MONTROL, *médecin adjoint, puis médecin en chef du même hôpital*, dans son Précis-Pratique imprimé en 1774 et 1778, nous laissa des remarques trop concises, fruit d'une expérience de quarante années : la dernière édition de cet opuscule, rempli d'excellentes idées, est de 1810, et appartient à l'un de ses fils.

A cette époque commence une nouvelle série de travaux sur les eaux de Bourbonne, et s'y rattache un tout autre ordre de connaissances et d'idées. Durant les 239 ans qui venaient de s'écouler, ces différentes monographies, ainsi que les observations isolées, éparses dans les journaux de médecine, se bornent presque à la confirmation d'expériences déjà connues. Celles-ci formaient bien par elles-mêmes des documens précieux, mais qui n'étant unis par aucun lien commun,

---

(1) Dans l'énumération que fait cet auteur, des maladies que guérissent les eaux de Bourbonne, il dit : *les fièvres invétérées, longues, lentes, nocturnes, quartes, intermittentes y sont aussi guéries.*

ressemblaient presque à l'empirisme aveugle des *ex-voto* de la Grèce, lorsque la création de la chimie pneumatique, et celle de l'anatomie physiologique, fruit des travaux de la fin du 18ᵉ siècle et du commencement du 19ᵉ, firent luire de nouvelles lumières sur les eaux minérales, en général, et en particulier, sur celles de Bourbonne. Dès 1809, pendant que MARTIN DE LAUBEXPIE publiait sa *Lettre au sieur Gendron, sur l'état des établissemens thermaux de cette Ville*, MM. Bosc et BÉZU (dont le dernier, alors *pharmacien major de l'hôpital militaire*, exerce encore avec distinction son art à Bourbonne) donnaient une première analyse de ses eaux, analyse qui fut insérée avec éloge dans le Journal de Pharmacie de cette année. En 1813, *le Bulletin de la Société médicale d'Émulation* contint un mémoire, bien rédigé mais trop succinct, sur les propriétés des eaux mêmes, par M. le D.ʳ THERRIN, qui après y avoir été malade lui-même devint ensuite le *chirurgien en chef de cet établissement*. Une 2.ᵉ analyse insérée dans le 12.ᵉ volume des *Mémoires de Médecine, Chirurgie et Pharmacie militaire*, en 1822, par feu ATHÉNAS, *pharmacien en chef du même hôpital*, y fit reconnaître la présence d'une quantité minime de fer, qui avait échappée aux premiers chimistes. Dans la même année, PETITOT, *directeur de l'hôpital militaire*, donna une *Notice topographique et statistique sur Bourbonne-les-Bains*. En 1826, le D.ʳ ATHANASE RENARD publia un opuscule intéressant sur *Bourbonne et ses eaux thermales* , dans lequel il recueillit tout ce que l'on pouvait dire d'important sur l'histoire de sa patrie , qu'il avait bien étudiée. A la même époque , M. LOISELEUR DE LONGCHAMPS , chargé par le gouvernement de l'analyse des eaux minérales du royaume , en donna une troisième des eaux de Bourbonne , qui diffère infiniment peu des précédentes. Dans la même année encore parut le *Mémoire sur les Eaux minérales de Bourbonne*, du D.ʳ P. L. PRAT, qui , à des observations précieuses , recueillies par son oncle le D.ʳ DUCHANOY , *ancien médecin en chef de l'hôpital militaire* , joignit des idées excellentes sur la construction d'un établissement civil. Cet ouvrage publié douze ans plutôt , aurait eu un mérite de plus , celui de la circonstance : mais il arrivait malheureusement lorsque tout était fait et achevé dans ce monument. En 1827 , M. DESFOSSES , *pharmacien à Besançon*, donna une 4.ᵉ analyse de ces eaux , dans lesquelles il reconnut la présence du brôme , nouvellement découvert par le professeur BALLARD , *de Montpellier* , corps auquel il attribue la majeure partie des effets énergiques produits par les eaux de Bourbonne. Cette opinion est d'autant plus singulière qu'elle coïncide parfaitement avec celle émise, dès 1774, par le D.ʳ MONGIN MONTROL, qui les rapporte presque tous au muriate de chaux, dans la solution duquel a été découvert le brôme lui-même, tant dans l'eau marine que dans l'eau mère des salines, ainsi que dans celles de Bourbonne. En 1828, le D.ʳ MAGISTEL, *chirurgien militaire* du Val-de-Grâce de Paris, attaché à mon service médical, publia sous le nom d'*Essai sur les Eaux minérales de Bourbonne,* le recueil des observations qu'il avait faites dans l'année précédente. Ce travail intéressant eût acquis une bien plus grande importance, si ce jeune médecin, très-studieux et très-bon observateur, fut revenu, comme il l'espérait, une année ou deux de plus à Bourbonne. Enfin, en 1830, le D.ʳ F. LEMOLT, *alors inspecteur civil de l'établissement thermal,* a donné une *Notice* extrêmement succincte, et trop inexacte, *sur Bourbonne et ses eaux thermales.* Tels sont avec un beaucoup plus grand nombre d'auteurs qui ont parlé incidemment de Bourbonne, comme chimistes, thérapeutes, ou archéologues, ceux qui, dans l'espace de près de trois siècles, ont écrit des monographies spéciales sur les eaux de Bourbonne.

Bourbonne-les-Bains est une petite ville, d'environ 4,000 âmes, appartenant au dé-

partement de la Haute-Marne, sur les confins
de ceux des Vosges et de la Haute-Saône. Elle
est située dans la partie septentrionale de la
chaîne que Buffon désigne sous le nom de montagnes du Bassigny. Quoique dans une position
déclive relativement aux élévations qui l'environnent, Bourbonne est néanmoins placée sur un
des plateaux les plus élevés du royaume. Elle est
à 73 lieues S. E. de Paris, 13 S. de Chaumont,
28 N. E. de Dijon, 30 S. de Nancy, 30 N. de
Besançon, etc.

Les Gaulois avaient déjà recueilli ces eaux thermales, lorsque les Romains s'emparèrent de leurs
provinces ; ces derniers y créèrent des édifices
somptueux, dont les vestiges subsistaient encore
lors de l'incendie qui dévora la ville entière, en
1717 (2). Depuis ce temps, les travaux exécutés de
1763 à 1785, pour l'érection de l'établissement
civil, firent découvrir la partie basse des anciennes constructions, placées quelques-unes jusqu'à

---

(2) Dans les fouilles qui viennent d'être faites l'année dernière
(1830), pour la construction d'une caserne, dans la prolongation de
l'hôpital militaire, on remarquait à un mètre sous le sol actuel, une
couche uniforme de charbon de bois, d'un pouce ou plus d'épaisseur,
et cependant l'incendie qui détruisit Bourbonne, n'avait que 113 ans de
date. On ne doit donc pas être surpris de 3 mètres d'alluvion trouvés
sur des travaux qui remontent aux premiers siècles de l'ère chrétienne,

trois mètres au-dessous du niveau actuel, exhaussé graduellement par le transport des terres et l'abaissement des montagnes ; et il est peu d'années où l'on ne trouve quelques débris de son antiquité et de son ancienne splendeur.

L'étymologie naturelle du nom de Bourbonne, se tire de deux mots celtiques *verv* chaud, et *one* fontaine (3), d'où sont dérivés successivement ceux de *Vervone*, *Borbonne* et *Bourbonne* (4).

Dans le 6° siècle, lorsque, sous les rois Théodebert et Thierry, l'on construisit l'ancien château de Bourbonne sur les ruines du temple du dieu *Vervo* et de la déesse *Vervona*, on trouva, en creusant un puits qui subsiste encore, deux statues en marbre blanc, ayant les cheveux

---

(3) D'où le mot très-français, et qui n'a point d'autre étymologie, de *verve* chaleur, inspiration, génie.

(4) *Bourbon-Lancy*, petite ville de la Bourgogne, et *Bourbon-l'Archambault*, capitale du duché qui a donné son nom à nos rois, sont également remarquables par leurs eaux thermales, et tirent leurs noms de la même origine. La fameuse carte de PEUTINGER, donne à ce dernier lieu, le nom d'*Aquæ Bormonienses*, et à Bourbonne celui d'*Aquæ Borvonienses*. Quant aux historiens du 11° siècle et AIMOIN, à leur tête, ils nomment le château ou plutôt la citadelle de Bourbonne, *Castrum Vervoniense* seu *Borboniense*, et la ville elle-même, *Vervona* seu *Borbona*.

tressés ; on dit qu'elles furent depuis transportées à Langres. On y découvrit aussi une
inscription romaine, que l'on croit du 3° siècle,
et dont la pierre, ayant été employée dans différentes constructions, fut enfin en 1763, logée
dans l'intérieur de la fontaine de la place, où
elle se voit encore de nos jours (5). Plusieurs

------

(5) Aucune inscription n'a eu plus de commentateurs. La pierre qui
a 26 pouces de hauteur et 15 de large, jusqu'à la plinthe qui en a
elle-même 19, porte :

> *Orvoni, T monœ, C. Jatinius, romanus, in 9. pro Salu e.*
> *Cocillœ fil, ex voto*

qu'on peut lire de deux façons, en interpolant ou restaurant les lettres
enlevées ou mutilées :

> *Orvoni et Damonœ, Caius Jatinius, Romanus, in Gallid pro*
> *Salute Cocillœ, filiœ ex voto,*

Ou bien : Borvoni et Damonœ, etc.

Je serais d'autant plus disposé à admettre cette dernière interprétation,
qu'on trouve à Bourbon-Lancy, deux inscriptions analogues ; sur la
première, incrustée dans un mur, et qui était la partie supérieure d'un
chapiteau, on y lit en beaux caractères romains :

> *C. Julius Eporedorigis, F. Magnus pro Livio Caleno,*
> *Filio, Bormoni et Damonœ, vot.*

La 2° qui est en beau marbre blanc, et qui formant actuellement une
marche d'escalier à une entrée de maison, se détériore chaque jour,
porte :

> *Borvoni et Damonœ T. Severus mo di.*

Quant au mot *Damonœ*, qui se retrouve très-correct dans les deux
inscriptions de Bourbon-Lancy, et qui me paraît bien plutôt mutilé à
Bourbonne, que formant le mot *Thermonœ*, que quelques interpréta-
teurs y ont vu, et qui n'appartient à aucune langue, ne pourrait-on pas

figures de divinités , sculptées sur la pierre , furent également trouvées en 1803 dans une chaussée romaine, à l'extrémité de la rue de *Fellonne*, probablement *Bellonne* autrefois. En 1812, lors de l'acquisition des sources par le gouvernement et la fondation de l'établissement civil, indépendamment d'une aiguière en métal composé , d'une belle dimension, et dont les trois emblèmes religieux appartiennent évidemment au moyen âge, on y reconnut de vastes étuves romaines , et,

---

le tirer de deux mots celtiques, *Dam* vierge, et *Ona* source. Nous avons alors cette inscription ainsi traduite :

Verv onœ.   et   *Dam onœ , etc.*

A la chaude source.   A la vierge source.

ce qui aurait un sens tel que je ne crois pas qu'on puisse en admettre un autre, malgré les précédens commentateurs. Chez les bas Bretons et chez les Islandais , qui conservent dans leurs idiômes beaucoup de la langue celtique , *orv* signifie encore bouillant , et *on* fontaine.

D'Anciens auteurs, et après eux le Dr Chevalier , donnent comme un fait certain que le patrice Jatinius, ayant rétabli à Bourbonne sa santé altérée par une longue paralysie, y conduisit sa fille Cocille , atteinte de la même maladie, et qui y fut également guérie. Ils ajoutent que ce sénateur y fit construire des bains superbes , dans l'emplacement actuel de l'hôpital militaire, dont le puisard conserve encore de nos jours le nom de Bain-Patrice. Ils vont même jusqu'à nous donner une description orientale de ces bains ; mais ils ne nous observent pas s'il en subsistait de leur temps des vestiges, ni où ils ont puisé d'aussi grands détails. Ce qui pourrait leur donner un peu plus de créance , est la découverte d'un aqueduc , d'un pavé en marbre assis sur une couche épaisse de ciment , et d'une prodigieuse quantité de médailles romaines , que l'on trouva à une assez grande profondeur , dans ce local , lorsqu'en 1732 on y construisit l'hôpital militaire.

dans le puisard, élevé successivement depuis des siècles, des constructions que l'on considère comme antérieures à la domination de ce peuple conquérant : l'aiguière est encore dans la possession du D.ʳ Therrin. En 1828, on a découvert dans les fouilles faites à la partie supérieure de la ville, un petit bouc en bronze, parfaitement conservé, qui, ainsi que le chapiteau du monument funéraire d'un acteur (*Histrio*), trouvé en 1829, de l'autre côté de la montagne du prieuré, sont conservés par le D.ʳ Renard.

Le territoire de Bourbonne est en général élevé ; il est formé par une chaîne de montagnes irrégulières, auxquelles correspondent des vallées plus ou moins étendues. C'est à l'extrémité d'un de ces mamelons, N. E., qu'est bâtie la partie haute de la ville, à moitié embrassée dans sa partie inférieure par la ville basse et les riantes vallées des ruisseaux de *Borne* et d'*Apense*. La position des jardins de l'ancien château, situés sur une bande de rochers calcaires à couches, à l'extrémité supérieure de la montagne, est superbe ; elle est en regard du prieuré, autre éminence à laquelle est adossé l'établissement des bains civils, et elle domine la ville inférieure, de magnifiques prairies, des vignobles en côteaux, et des bois touffus qui couronnent les monts et terminent le paysage à une grande distance. C'est un des plus beaux sites qu'on puisse imaginer, et le luxe de l'art s'y est joint à celui de la nature par les soins et le goût du propriétaire actuel de ce beau local.

Cette promenade charmante, qui a été rendue presque publique par son possesseur, serait devenue propriété de la ville, si de petits débats intérieurs n'y eussent apporté des entraves, et suspendu ce plan qui doit se réaliser un jour, à l'avantage de la ville de Bourbonne et de ses baigneurs.

Des trois promenades vraiment publiques, l'une double, est située sur la montagne, en regard de la municipalité et de l'église; les deux autres placées aux deux extrémités de la ville basse, et connues sous les noms de *Montmorency* et d'*Orfeuil*, rappellent l'une la résidence d'été d'une illustre famille, aux jardins de laquelle elle appartenait autrefois; l'autre la munificence d'un intendant de la Champagne, qui la fit planter en 1770. Ces deux dernières, bien garnies de tilleuls élevés et touffus, offrent un refuge agréable durant les chaleurs; mais elles deviennent mal saines et inhospitalières surtout pour des baigneurs, durant l'automne et les temps humides. Il en serait de

même des quartiers de la ville basse, construite
sur un terrain calcaire et très-argilleux, si l'on
n'avait mis tout en usage pour en rendre les habi-
tations plus salubres, par l'élévation des rez-de-
chaussées, les parquets, etc.; néanmoins toutes
ces améliorations parfaitement dirigées, n'ont
rien pu sur la nature de l'air, qui, toujours chargé
d'une humidité condensée, y tient tous les
corps dans un bain glacial au moindre refroidissement de l'athmosphère. Cette vapeur aqueuse
disséminée dans l'air ambiant, est non-seulement rendue sensible par les expériences hygro-
métriques, mais est appréciable par les corps
vivans eux-mêmes; car en descendant, surtout
le soir, de la ville haute, on éprouve une sensation remarquable de froid humide, qui dés
jambes remonte successivement, jusqu'à ce qu'on
soit totalement plongé dans ce bain, et que par
la cessation de points de comparaisons, on y
soit devenu insensible. Il y a peu d'années encore
les parties hautes de la ville étaient les seules
occupées par les baigneurs; elles ont été presque
abandonnées depuis que les eaux thermales ont
cessé d'être propriété particulière, et que le gouvernement a construit sur la source principale
L'ÉTABLISSEMENT CIVIL DES BAINS.

Il ne manque à ce monument qu'un peu plus

d'élévation dans l'attique , pour qu'il jouisse des plus belles proportions de style. Un fronton soutenu par quatre colonnes doriques , en grès, chacune d'une seule pièce et de dimensions bien proportionnées , forme un perystile élégant , auquel on monte par quatre larges assises , dont l'élévation ajoute encore à la majesté de l'édifice. L'intérieur en est parfaitement distribué et approprié à sa destination ; chaque sexe en occupe une des ailes qui contient des cabinets de bains , de douches et d'étuves , et tout ce qui y est relatif. Cet établissement est tenu avec une propreté et un ordre admirable , sous la surveillance d'un directeur aussi intègre dans ses fonctions publiques , que loyal dans sa conduite privée. Dans une portion isolée du bâtiment , sont des piscines et des douches également séparées pour les deux sexes. Elles sont uniquement destinées aux indigens envoyés à Bourbonne , par toutes les communes du royaume.

Les cabinets de douches étant à ceux des bains comme 12 à 48, c'est-à-dire dans la proportion d'une douche pour quatre baignoires, et leur insuffisance étant bien reconnue, les devis pour leur augmentation doivent être incessamment exécutés; mais il serait à désirer qu'on y rétablît les douches ascendantes et la-

térales qui ont anciennement existé à Bourbonne. On voudrait y voir, comme il en existe
dans plusieurs eaux thermales, une piscine pour
les malades nombreux que les bains forcent à
une dépense trop considérable dans les cabinets,
et particulièrement pour ceux auxquels l'usage des
baignoires élevées est difficile. On y désirerait aussi
quelques cabinets garnis de lits pour les personnes
qui auraient, soit habituellement, soit acciden-
tellement un besoin immédiat de repos, en sortant des eaux : enfin, on voudrait que le salon
spacieux placé au-dessus de la double rampe qui
conduit à l'étage supérieur, fût meublé et consa-
cré à sa destination primitive, et que le vaste
emplacement extérieur fût planté, sablé, et pût
servir de promenade aux baigneurs, etc., etc.

Toutes ces améliorations, ainsi que le pavement
des rues planes aboutissant à la place des bains,
et qui sont actuellement des routes à ornières
boueuses, lors des temps humides, s'opéreront
avec le temps; mais elles seraient beaucoup plus
rapidement exécutées, si elles étaient laissées
aux soins immédiats de l'administration locale.

Le puisard qui fournit l'eau thermale des bains
paraît formé de trois cônes renversés et légèrement évasés à leur base. On y reconnaît trois

genres de constructions bien reculées l'une de l'autre, et l'on croit la plus profonde antérieure à la conquête des Gaules par les Romains. Large dans sa partie supérieure où il forme un quarré de 12 pieds sur 18 de surface, et 4 seulement de hauteur, ce puisard n'en a que deux de diamètre à son fond, sa profondeur totale étant de 20 pieds. On prétend, et cela paraît même probable, que les différens travaux exécutés à diverses époques, ont laissé aux eaux des issues qui en ont considérablement diminué la quantité. Cette fuite, si elle existe, doit avoir lieu lorsque la masse des eaux supérieures pèse sur celles contenues dans le puisard. Mais si l'on paraît observer avec étonnement que lorsque celui-ci est entièrement vide, l'eau remplit la sommité de ce cône avec une vivacité extrême, tandis qu'elle met proportionnellement un temps beaucoup plus considérable à en atteindre la base; c'est qu'on ne veut pas réfléchir que la première offre une surface infiniment minime relativement à la dernière; qu'une quantité de liquide suffisant pour remplir un bassin de deux pieds quarrés, doit produire un effet presque insensible sur une surface qui a 54 fois son étendue; et qu'enfin, par les lois hydrauliques elles-mêmes, en supposant le puisard de dimensions partout égales, l'eau

doit diminuer de vitesse , à mesure qu'en montant elle se rapproche du niveau de sa source.

L'eau thermale est portée dans de vastes réservoirs en plomb , qui occupent tous les combles de l'établissement , par l'appareil extrêmement simple d'une corde à nœuds sans fin, mue
par un cheval , dont le travail, pendant quatre
heures chaque jour, suffit à tous les besoins.

A 80 pieds N. O., et à la droite de la place
des bains, se trouve une fontaine formant temple antique et ayant pour pérystile un entable-
ment soutenu par quatre colonnes doriques. Elle
a été construite en 1763, et est souvent prise
pour une construction romaine; ses proportions et l'altération de ses colonnes cannelées
par la vapeur saline , aidée des météores athmosphériques , lui donnant l'aspect d'une antiquité
très-reculée. C'est à cette fontaine que se rendent
chaque matin les buveurs auxquels l'eau thermale
est prescrite. Une pompe simple l'élève dans un
réservoir qui fournit par deux robinets à aiguière
l'eau destinée à la boisson, et par un tuyau
placé à la face opposée de l'édifice, celle nécessaire aux besoins des maisons particulières. Le
puisard de cette fontaine, nommée autrefois la
Matrelle , la *Mazelle ,* et ensuite la *Saint-An-*

toine, n'a que 2 pieds 6 pouces de largeur, sur 5 de longueur et 6 de profondeur.

On prétend qu'il existe une communication directe entre le puisard de l'établissement civil et celui de la fontaine. Quelques anciens auteurs assurent même qu'entre les deux, et à 12 pieds sous le sol actuel, se trouve un bouillon central auquel ils donnent le nom de *Fontaine-d'Airain*, et qu'ils regardent comme la source-mère des trois puisards. On ajoute que lors de la construction du monument des bains civils, on reconnut qu'il provenait d'un tuyau de plomb placé perpendiculairement dans la terre, et surmonté par une espèce de vase renversé de même métal, duquel partaient trois conduits destinés, l'un à la construction nouvelle, le deuxième à la fontaine, et le troisième au Bain-Patrice; cette opinion est générale à Bourbonne. On dit même qu'ayant scié cette espèce de cucurbite, on introduisit dans le tube une verge de fer de 60 pieds qui n'en put atteindre le fond, et que le thermomètre y donna 60 degrés R. de température, etc. Tout cela peut être très-vrai, mais si des événemens tellement rapprochés de nous, et dont beaucoup de témoins oculaires vivent encore, offrent des sujets de controverse et de doute, comment jugerons-nous l'histoire et ses faits reculés!!

A 5o toises E. de la fontaine se trouve le *Bain-Patrice*, dans l'emplacement duquel a été fondé en 1732, et sous Louis XV, L'HOPITAL MILITAIRE. Cet édifice, un peu irrégulier par les différentes époques de sa construction faite sans plan suivi, offre un immense parallélogramme de 6oo pieds de développement. Si nous voulions comparer ce qu'était il y a 15 ans seulement cet hôpital, avec l'état où nous le voyons de nos jours, nous serions forcés de rappeler que la séparation des officiers et des soldats qui partageaient alors ses vastes piscines ; que la construction d'une belle salle de bains et de douches pour les premiers ; celle d'une plus petite pour les officiers supérieurs ; l'élévation d'un deuxième étage de salles parfaitement saines au lieu des combles d'autrefois ; la formation d'une salle à manger décente pour les officiers et de deux pour les soldats ; l'érection d'une étuve ; la conduite d'eaux potables dans tout l'intérieur ; la plantation des trois cours, dont la dernière forme une promenade charmante, où se trouvait auparavant un marais ; que l'établissement d'une buanderie, de cours, de cuisines et de tous leurs accessoires, etc., etc. ; que tous ces ouvrages, ainsi que l'ordre admirable qui règne dans cet établissement, sont de la création de M. le Sous-Intendant militaire, qui, depuis ce temps, en a

la police supérieure, et qui en a ainsi fait et contribue à en faire chaque jour le premier et le
plus bel hôpital des bains du royaume.

Tel qu'il est, il peut facilement recevoir 600
malades de tous grades.

La ville de Bourbonne s'est depuis quelques
années embellie dans la même proportion, grâce
aux soins paternels de son administration mu-
nicipale. C'est à elle qu'est due la double promenade de la ville haute et la construction d'un
hôtel-de-ville d'un style élégant, à l'extrémité de
la place. Ce bel édifice, indépendamment des
salles destinées aux besoins communaux et au
tribunal de paix, qui en occupent le rez-de-chaus-
sée, contient au premier étage un salon destiné
aux réunions et aux bals, une salle de billard, etc.:
une société composée de souscripteurs, bai-
gnans ou habitans de la ville, vient y dépen-
ser ses heures de désœuvrement et y lire les
journaux. C'est aux mêmes administrateurs que
Bourbonne est redevable de l'érection de six fon-
taines monumentales, et des bornes-fontaines
extrêmement multipliées dans tous les carre-
fours. Tous ces ouvrages ne remontent qu'à cinq
années. Cependant il faut convenir que malgré
le besoin d'eau commune, et surtout d'eau po-

table qui se faisait sentir dans la ville de Bourbonne, elle, qui ne possédait auparavant qu'une
seule fontaine d'eau douce placée près des bains et
à l'extrémité de sa population ; les eaux nouvelles,
amenées à grands frais, de près d'une lieue, par
des conduits de fonte, ne remplissent qu'imparfaitement le but auquel elles étaient destinées;
car, bien que la quantité en soit plus que suffisante pour les besoins, ces eaux proviennent de
deux sources voisines, dont l'une inférieure en
qualité et chargée de sels terreux, gâte l'autre
par son mélange et la rend moins propre aux
usages communs de la vie. Plus tard on cher-
chera à accroître les forces de la première, et
l'on aura tout fait sur cette matière, pour l'em-
bellissement et les besoins de la vie.

Le département de la guerre envoie chaque
année de 1000 à 1200 baigneurs militaires de tous
grades, à Bourbonne. On peut porter à 5 ou 600
le nombre des malades aisés qui s'y rendent, et
à 200 celui des indigens. Ceux-ci y reçoivent
gratuitement les bains, les douches, ainsi que
les soins qu'exige leur état, sous la direction
d'un médecin-inspecteur, salarié par le département de l'intérieur (6).

____

(6) D'après l'arrêté du Directoire du 29 floréal an VII, qui a encore
force de loi, les maires doivent adresser au préfet de leur département,

Dès l'an 1702, des lettres patentes de Louis XIV, permirent à des personnes pieuses d'établir à Bourbonne un hôpital pour les étrangers indigens. Cette conception charitable contrariée dès son origine, a été plusieurs fois renouvelée depuis et entre autres dans ces dernières années, sans avoir encore obtenu aucun résultat. On y a suppléé jusqu'ici, autant qu'il a été possible, par des quêtes faites chez les baigneurs aisés, dont on distribue les aumônes, non en argent, ce qui pourrait présenter des abus, mais en logemens et en comestibles. Il existe bien à Bourbonne, depuis quelques années, une maison infiniment méritante de sœurs de Saint-Charles, qui se portent partout où l'indigence souffrante réclame

---

par la voie du sous-préfet de leur arrondissement, un certificat de médecin, qui constate le besoin qu'a le malade de prendre les eaux, en y joignant eux-mêmes une attestation de son indigence. D'après ces pièces que le préfet renvoie au maire avec son autorisation, le malade est transporté par les entrepreneurs des convois, reçoit 30 centimes par miriamètre (2 lieues), et a droit en outre au logement durant sa traversée ; mais arrivé à Bourbonne son logement et sa nourriture sont entièrement abandonnés à la Providence, si , comme il arrive trop souvent, le maire de la commune a négligé de remettre à ce malade une somme d'environ 20 francs que coûte son séjour , durant une saison entière.

Son retour a lieu par les mêmes moyens, à moins que le médecin ne déclare qu'il peut faire sa route à pied : mais dans ce cas même, les 30 centimes et le logement lui sont alloués , comme pour le premier voyage.

leurs secours ; mais cette institution , provenant d'un legs pieux, est d'autant plus insuffisante , qu'ayant elle-même un logement très-restreint et dont une partie est consacrée à des écoles , il leur est impossible de voir les malades , autrement qu'à domicile. C'est au département de l'intérieur, ou à la réunion des départemens du Royaume, qui tous dirigent des malades sur Bourbonne , à faire les fonds d'un semblable hospice.

Le terroir de Bourbonne est un composé de carbonate calcaire alumineux , extrêmement propre à la culture de toutes espèces de végétaux. On n'est cependant pas encore parvenu à y naturaliser en grand celle des plantes potagères qui s'y importent des communes voisines; quoique des terres à chenevières et des prairies saines et bien exposées, arrosées par les ruisseaux de Borne et d'Apance, qui viennent se réunir dans la prairie inférieure à la ville , après en avoir cotoyé les deux extrémités , paraîtront à tout horticulteur praticien, des terrains infiniment propres au jardinage. Des essais malheureux ont établi à Bourbonne ce préjugé que les communes voisines se garderont bien de détruire. Plusieurs habitans attribuent cette insouciance pour la culture des plantes potagères , bien moins à ces essais infructueux , qu'à la valeur et au haut prix des terres de Bour—

bonne, comparés à celle des communes environnantes; mais cette opinion me paraît d'autant
moins fondée que ces terrains sont consacrés à
des productions de bien moindre valeur. Quoiqu'il en soit, Bourbonne ne fournit point encore
de jardinage de son propre fonds. La vigne, les
graminées, les plantes oléagineuses et les prairies sont ses productions uniques. De superbes
carrières de pierre calcaire, de gypse et de grès,
sillonnent son arrondissement à de grandes pro-
fondeurs. Je n'y connais aucun affleurement de
substance métallique, malgré son extrême rapprochement des riches mines de fer et des hauts-
fourneaux nombreux de la Haute-Saône et des
Vosges. Placée à l'extrémité de ce plateau salin,
découvert il y a quelques années dans l'Est du
Royaume, Bourbonne me paraît être la bouche
culminante du vaste bassin thermal, qui, trouvant d'autres issues dans les vallées tortueuses
de cette chaîne de montagnes, fournit également
les eaux de Plombières, Luxeuil, Bains, etc. Je
suis même convaincu qu'en donnant des coups
de sonde plus ou moins profonds, sur l'un des
points de cet abîme bouillant, on en ferait jaillir
des sources, dont la température ne varierait que
par le plus ou moins de mélange des eaux communes que l'on aurait atteint dans ce forage.
Je reviendrai plus tard sur cette opinion et sur les

motifs qui l'ont fait naître. Plusieurs eaux minérales froides, telles que celles de *Contrexeville*,
Larivière, *Martigny*, *Bussang*, etc., sourdent
également dans le voisinage.

L'habitation de Bourbonne doit être éminemment salubre, si l'on en juge d'après l'aspect des
nombreux vieillards qui y conservent leurs forces
et la jouissance de toutes leurs facultés, à un âge,
où, dans beaucoup de localités, on éprouve déjà
les symptômes de la décrépitude. On ne s'y rap-
pelle de maladie épidémique, que celle importée
en 1815, par les troupes ennemies, épidémie qui
sévit également dans une partie de la France.
En maladies endémiques, on annote la pustule
maligne, que quelques auteurs ont désignée sous
le nom de pustule du Bassigny, quoiqu'elle y
soit bien moins commune que dans beaucoup
d'autres provinces, et notamment que dans la
Bourgogne. On remarque aussi que dans certaines localités profondes, où la chaleur est étouf-
fante durant l'été, et dont les eaux sont dures et
chargées de sels terreux, les goîtres sont assez
nombreux chez les femmes; mais la ville de Bourbonne est elle-même exempte de cette infirmité.

Il est difficile de se faire l'idée d'une population aussi pleine d'humanité et de désintéresse-

ment que celle de Bourbonne. Le grand nombre de malades, qui depuis des siècles y affluent de toute part, a dû contribuer à cette tendance générale des esprits à la charité et à la bienfaisance. Ces deux vertus sont sur-tout précieuses dans une ville qui, durant quatre mois au moins de l'année, n'est qu'un vaste hôpital. Elles sont poussées à un tel point chez tous les habitans, qu'il n'est pas un malade étranger, riche ou indigent, qui, en quittant les eaux, ne se flatte que le hasard l'a favorisé dans le choix de son domicile, et qu'il n'eût jamais trouvé dans une autre maison les soins et les attentions dont il a été comblé dans celle qui lui est échue en partage. Il en est de même de la classe des servans des bains civils et militaires, qui soignent avec un égal intérêt le pauvre et le riche, l'officier et le soldat, sans présenter ce caractère d'avidité sordide, qui est malheureusement trop ordinaire à ces fonctions dans la plupart des établissemens destinés au soulagement des souffrances humaines.

Ainsi, la nature et l'art ont presque tout fait à Bourbonne pour la guérison des maladies; mais on y a jusqu'ici trop négligé l'homme lui-même. Bourbonne est encore bien loin d'être pour les distractions utiles au niveau des autres villes d'eaux thermales, qui sont généralement des centres de réunion et de plaisirs. Déjà l'on s'est occupé à remplir quelques-unes de ces lacunes; il faut espérer qu'on n'en demeurera pas là d'une administration commencée sous d'aussi favorables prémices.

Avant de passer à l'analyse des eaux thermales de Bourbonne, j'engagerai les malades qui se destinent à en faire usage, à écrire, avant leur départ, à l'une des maisons dont la nomenclature termine cet opuscule, afin de s'y assurer un logement immédiat à leur descente de voiture. Je pourrais ajouter, dans leur intérêt, qu'il serait encore plus important pour eux qu'ils adressassent à l'un des médecins exerçant à Bourbonne, une note détaillée de la maladie pour laquelle ces eaux leur sont prescrites. Cette note serait faite par les malades eux-mêmes, ou par le médecin qui aura dirigé leur traitement. Ils sauraient alors à quelle époque ils doivent s'y rendre de préférence, et sur-tout s'ils doivent recourir à ces eaux. Cette règle de conduite leur épargnerait souvent les ennuis d'un retard, ou quelquefois même un voyage coûteux et pénible. L'on pourrait ajouter à ce double motif, qu'un médecin qui, sur la déclaration du malade, a engagé celui-ci à se rendre aux eaux dont il dirige l'emploi, a pour ainsi dire contracté avec lui l'engagement de lui en faire retirer d'heureux résultats, et n'a plus d'excuse à faire valoir de l'insuccès d'un médicament qu'il a conseillé et administré lui-même.

Les propriétés physiques de l'eau thermale de Bourbonne sont, une transparence parfaite, une saveur salée très-sensible dans laquelle on distingue un peu d'amertume et un goût fade, surtout lorsqu'elle est dégustée à froid; enfin une odeur légèrement nidoreuse, mais qui diminue à mesure que l'eau se réfroidit, sans qu'il existe néanmoins aucune trace de gaz hydrogène sulfuré.

La pesanteur de l'eau de Bourbonne est de 1006, l'eau commune étant de 1000, à 17,05 de température. Cette propriété lui est commune avec toutes les eaux salines. Comme elles, elle a plus de capacité pour le calorique que l'eau ordinaire, cette dernière n'ayant besoin, pour entrer en ébullition, que de 100, o centigrades, et celle de Bourbonne en exigeant 106, 4, sous une pression athmosphérique de 76 centimètres.

La plus grande ténacité du calorique dans l'eau thermale a été et est encore un des champs de discussion entre les savans qui ont fait leurs observations sur elles, et les habitans de tous les lieux où sourdent ces eaux.

Si ce n'est qu'un préjugé, quoiqu'il paraisse appuyé par des expériences décisives et antérieures au doute émis dans ces dernières années, il est tellement ancien et tellement enraciné chez toutes les classes de citoyens même les plus instruits, qu'on parviendra difficilement à le détruire.

La température des sources qui alimentent les trois établissemens, varie ainsi qu'il suit :

Celle de la fontaine de la place est de
58, 75. Th. C.   47. R. (7)

Celle de l'établissement civil des bains est de
57, 51. C.   46. R.

Celle de l'hôpital militaire est de
50, 00. C.   40. R.

Ces températures n'éprouvent pas de variations sensibles, malgré les grandes pluies ou les

---

(7) M. Chevallier lui en donne 55 R.; est-ce aux fouilles faites lors de la construction des bains, et à un mélange d'eau commune, qu'elles doivent cet abaissement de température ?

sécheresses. Il en est de même de leur quantité et de leur transparence ; ce qui prouverait que leur foyer commun est à une grande profondeur, et parfaitement à l'abri des révolutions des couches extérieures de la terre.

Les trois sources offrent également une identité complète dans la composition de leurs eaux. Quant à la différence de température qu'on y observe, elle paraît provenir de ce que la première fontaine est beaucoup plus rapprochée du foyer commun ; de ce que la seconde, ou le puisard de l'établissement civil, a un encaissement considérable à échauffer avant d'arriver à l'exhaussement où l'ont porté les derniers travaux. Pour la troisième, ou le puisard de l'Hôpital militaire, sa source connue n'y aboutit qu'après avoir suivi un canal souterrain d'environ 20 toises, situé jusqu'ici hors de l'enceinte de l'Hôpital, ce qui expliquerait suffisamment cette déperdition de calorique. (8)

La première analyse chimique de l'eau thermale

---

(8) Ce puisard lui-même est alimenté par deux sources, dont l'une lui parvient par le conduit extérieur et donne 41° Réaumur ; et l'autre placée dans le puisard lui-même n'a que 5o° ; ce qui met l'eau à 40° cent.

de Bourbonne faite, en 1809, par MM. Bosc et Bézu, lui a donné par litre,

		grains.		grammes.
1.°	hydroclorate de soude	101,60	ou	5,39
2.°	—— de chaux	17,52	—	0,95
3.°	carbonate de chaux	2,00	—	0,10
4.°	sulfate de chaux	17,76	—	0,96
5.°	substances extractives unies à un peu de sulfate de chaux	1,00	—	0,05
	perte	12,00	—	0,61

Total. . . . . . . 151,88 — 8,06.

La seconde analyse, faite par M. Athénas, en 1812, lui a fait recueillir par mesure de semblable capacité :

A. En principes gazeux qui se dégagent par le réfroidissement, et qui ne peuvent se récolter qu'à la source, 3600 formant 180 centimètres cubes ou environ $\frac{1}{5}$ du volume des eaux. Ils se composent de

Acide carbonique	18
Oxigène	4 50
Azote	77 47

B. En principes fixes,

1.º hydroclorate de soude 89,68   ou 4,76325
2.º   ——   de chaux 15,26 — 0,81075
3.º   ——   de magnésie 2,62 — 0,13925
4.º sulfate de chaux   19,34 — 1,02750
5.º   ——   de magnésie   6,74 — 0,35775
6.º carbonate de fer   0,59 — 0,03125
7.º perte   0,50 — 0,02650

Total. . . . . . . 134,73 ou 7,15625

On doit sentir combien la perte des principes gazeux ajoutée à celle du calorique, doit influer sur la moindre efficacité des eaux, comparativement à ce qu'elles produisent lorsqu'elles en sont pénétrées.

Une troisième analyse rapportée par M. Magistel, sans désigner son auteur, donne les proportions suivantes :

1.º hydrochlorate de soude 59,12 ou 3,253
2.º   ——   de chaux 12,72 — 0,675
3.º   ——   de magnésie 4,56 — 0,213
4.º sulfate de chaux   15,24 — 0,754
5.º   —   de magnésie   17,20 — 0,852
6.º carbonate de fer   0,36 — 0,009

Total. . . . . . . 109,20 ou 5,756

La quatrième analyse faite par M. Desfosses,
pharmacien à Besançon, en 1827, donne par
litre d'eau,

	grains.		grammes.
1.° hydrochlorate de soude	100,762	ou	5,352
2.° chlorure de calcium	1,525	—	0,081
3.° sous-carbonate de chaux	2,975	—	0,158
4.° sulfate de chaux	13,574	—	0,721
5.° bromure mêlé peut-être de			
chlorure de potassium	1,299	—	0,069
Total.	120,135	—	6,381

EAU FACTICE DE BOURBONNE.

1.° D'après M. Duchanoy,

Par pinte d'eau chauffée de 45 à 60° Réaumur.
   Muriate de soude, 1 gros ou à peu près 4 gram.,
   Sulfate de chaux, 8 grains ou 4 décigr.,
   Magnésie, quelques grains.

2.° D'après M. Jurine,

   Eau pure 20 onces ou 625 grammes,
   Acide carbonique 2 fois ce volume,
   Muriate de soude 72 grains ou 4 grammes,
   Sulfate de magnésie 2 grains ou 1 décigram.

3.° Codex pharmaceutique,

Eau acidulée contenant 2 fois son volume d'acide
   carbonique, 650 grammes environ 20 onces $\frac{1}{2}$,
Muriate de soude, environ 1 gros ou 4 grammes,
   — de chaux, — 10 grains ou 5 décigr.

4.º Le nouveau Formulaire des Hôpitaux militaires publié depuis, donné la formule suivante.

Sous-carbonate de soude   1 décigr. ou 2 grains
Chlorure de sodium $\frac{1}{2}$ ——— 1
Sous-carbonate de magnésie 2 ——— 4
Sous-carbonate de fer $\frac{1}{2}$ ——— 1
Eau mêlée de 5 volumes de gaz 650 grammes ou 21 onces 5 gros.

Sont-ce bien là réellement des eaux de Bourbonne ?

Nous terminerons ces analyses par celles que le célèbre VAUQUELIN a donné des boues sèches de ces eaux.

Il y a trouvé par 100 parties :

1.º matières $\left\{\begin{array}{l}\text{animales}\\\text{végétales}\end{array}\right\}$ 15 40
2.º silice 64 40
3.º fer oxidé 5 60
4.º chaux vive 6 20
5.º magnésie caustique 1 00
6.º alumine 2 00
7.º perte 5 40
           Total 100 00

APERÇU

MEDICAL

SUR LES

EAUX THERMALES

EN GÉNÉRAL,

ET

EN PARTICULIER

SUR CELLES DE BOURBONNE.

La composition des eaux minérales naturelles est facile à concevoir par leur séjour ou leur passage souterrain sur des matériaux susceptibles d'être mis et tenus en dissolution par elles. C'est là que l'étendue du laboratoire, le temps et la réunion des circonstances donnent lieu à des affinités successives et multiples qui confondent toutes les idées chimiques reçues par la solution simultanée de corps qui sembleraient devoir s'exclure mutuellement de leur menstrue commun. De là vient la difficulté, pour ne pas dire l'impossibilité, de composer artificiellement la plupart des eaux minérales, et principalement celle dont une chaleur naturelle a concouru à dissoudre ces diverses substances.

Cette aberration apparente des lois chimiques est, peut-être, un phénomène moins extraordinaire encore que celui de cette chaleur même. Nous nous contenterions cependant de l'annoter, et nous regarderions comme oiseuse toute investigation de ses causes premières, si nous ne considérions son essence comme d'un grand poids dans l'effet des eaux thermales sur l'économie humaine.

On pourrait à la rigueur la regarder à Bourbonne comme la conséquence d'une de ces quatre circonstances isolées, ou du concours simultané de deux ou de plusieurs d'entr'elles à la fois. 1.° extrême profondeur du réservoir, 2.° décompositions chimiques opérées dans l'intérieur de la terre, 3.° compression des fluides élastiques, 4.° électricité de ces eaux.

1.° Nous avons déjà vu, en parlant des proprié-

tés physiques de l'eau thermale de Bourbonne,
que les divers accidens survenans à la couche ter-
restre, n'en altéraient ni la quantité ni les qualités, d'où nous en avons déduit la grande distance
qu'elles avaient à parcourir pour arriver à la surface. Si l'existence d'un foyer central admise par les
anciens, ridiculisée par nos pères, et controversée
par les savans modernes, était une fois bien vérifiée,
et que l'on put calculer la profondeur du réservoir
thermal d'après la température des eaux à leur
issue, il serait on ne peut plus facile de déterminer,
presque rigoureusement, cette distance; en tenant
toutefois compte de la perte du calorique, eu égard
aux canaux plus ou moins conducteurs durant
le trajet que ces eaux auraient à parcourir. Mais
cette théorie, qui représente d'immenses chau-
dières souterraines entretenues par un feu commun, et versant deçà et delà leurs ondes brûlantes
sur la surface du globe, n'est pas encore assez
avérée pour être admise sans réserve.

Cependant, comme elle compte de nos jours
parmi ses défenseurs, des noms imposans dans
la science, en la considérant même comme
exacte (9), examinons s'il ne se trouve pas à

____

(9) « Les observations recueillies jusqu'à ce jour, paraissent indiquer
» que les divers points d'une même verticale prolongée dans la terre

Bourbonne des circonstances particulières qui, créant elles-mêmes une chaleur réelle, tendraient à diminuer d'autant cette évaluation dans la profondeur du réservoir souterrain.

» solide, sont d'autant plus chauffés que la profondeur est plus grande,
» et l'on évalue cet accroissement à 1° centig. pour 3o à 4o mètres. Un
» tel résultat suppose une température intérieure très-élevée. Il ne
» peut provenir de l'action des rayons solaires, et s'explique natu-
» rellement par la chaleur propre que la terre tient de son origine.
» FOURIER, *Annales de Chimie et de Physique*, t. XXVII, p. 138.
» Si l'on conçoit que les eaux pluviales rencontrent dans l'intérieur
» d'un plateau élevé, une cavité de 3ooo mètres de profondeur, elles
» la rempliront d'abord ; ensuite acquérant dans cette même profon-
» deur une chaleur de 100° au moins, et redevenant par là plus
» légères, elles s'élèveront et seront remplacées par les eaux supé-
» rieures, de sorte qu'il s'établira deux courans, l'un montant, l'autre
» descendant, perpétuellement entretenus par la chaleur interne de
» la terre. LAPLACE, id. t. XIII. p. 412. L'uniformité constante dans
» la température et le volume des eaux, prouve qu'elles partent d'une
» profondeur considérable, et cette circonstance explique leur haute
» température, le phénomène des eaux thermales devant être consi-
» déré comme une conséquence ou comme une confirmation des
» expériences faites, dans les derniers temps, sur la température du
» globe ». PUVIS, ingénieur des mines, *Notes sur les Eaux thermales
de Bourbon-Lancy, département de Saône et Loire*, etc. *Annales
de Chimie et de Phisique* t. XXXVI. p. 287.

Nous pourrions multiplier à l'infini les citations de ce genre extraites
d'ouvrages qui sont des autorités en géologie.

J'ai totalement négligé l'appréciation de la chaleur des eaux thermales
par les pyrites et les volcans en activité ou même éteints, circonstances qui se présentent dans certaines localités ; mais dont l'absence
me paraît démontrée à Bourbonne ainsi que dans les eaux du voisinage.

2.° Nous avons également dit que les eaux thermales de Bourbonne, Plombières, Luxeuil, Bains, Fontaine-Chaude, Chaudes-Eaux, Chaude-Fontaine, etc., dont la chaleur varie de 60 à 20 degrés centigrades, dans un rayon d'environ 15 lieues, semblent avoir une origine commune, être échauffées par les mêmes causes et tenir en dissolution les mêmes principes, plus ou moins abondans, suivant la nature des terrains qu'elles ont à parcourir.

Nous avons vu d'autre part que Bourbonne avoisine cette immense saline, actuellement en exploitation dans l'est du royaume (10), et que ses eaux sont remarquables par la grande proportion d'hydrochlorate de soude qu'elles tiennent en dissolution.

Or, en nous rappelant que les terrains profonds de Bourbonne, sont en parties calcaires, et sachant que l'action de l'hydrochlorate de soude sur ces sels, élève la température des menstrues, nous en avons conclu que, constamment répétée, elle devait produire un effet très-appré-

---

(10) Les personnes qui se sont le plus occupées des eaux de Bourbonne, pensent qu'elles y arrivent dans la direction du S. O. D'anciens auteurs assurent également qu'il y existait autrefois des salines.

ciable sur la masse , et qu'en admettant même ,
comme irrécusable l'hypothèse première, il se présentait déjà une cause qui, sans lui être opposée,
pourrait faire admettre la possibilité d'une moindre profondeur dans le réservoir de ces eaux.

3.° En suivant toujours cette première hypothèse, l'eau froide qui pénètre dans l'intérieur
de la terre par son propre poids et par la compression de l'atmosphère , doit entraîner avec
elle les fluides gazeux , tant ceux existant à la
surface , que ceux produits des décompositions
chimiques opérées dans leurs cours. Parvenus à
une grande profondeur ces fluides élastiques
plus fortement comprimés doivent se convertir
en liquide , et par la chaleur qui se dégage
alors , échauffer d'autant la masse aqueuse ,
faciliter les réactions chimiques , et jouer eux-
mêmes un rôle majeur dans les combinaisons
qui en sont le résultat.

Ce passage de l'état gazeux à l'état liquide , n'a
lieu qu'autant que dure cette compression ; car ,
dès que ces fluides élastiques remontent avec
l'eau échauffée à la surface , une de leurs parties
constituantes se combine presque en totalité avec
les substances minérales que contiennent les
eaux, et subit le joug des diverses affinités ; tandis
que l'autre qui leur est très-faiblement unie ,

s'échappe en petites bulles de la source thermale et occasionne un abaissement dans la température. Ce dégagement est d'autant plus sensible que le baromètre est plus bas , et que la compression est moindre de la part de l'atmosphère : alors un bruit sourd se fait entendre , et d'énormes masses gazeuses s'élèvent avec un effort tumultueux du fonds à la surface. Cette troisième cause de chaleur nécessite seulement une grande profondeur dans le réservoir souterrain , mais est presque indépendante des deux premières.

4.° Une dernière cause de l'élévation de température dans l'eau thermale de Bourbonne , qui nous intéresse d'autant plus qu'elle est susceptible de produire de plus grands effets sur l'économie , me paraît être l'électricité , soit que nous la considérions comme développée par le cours même de ces eaux , par les décompositions chimiques , le passage des gaz à l'état liquide , et successivement leur retour partiel à celui de fluide gazeux , soit enfin que nous l'attribuions à l'électricité du globe ou à la disposition des piles galvaniques souterraines , dont l'activité serait encore accrue par les eaux salines qui s'interposeraient entre leurs énormes plateaux. (11)

---

(11) Les plus savans chimistes de notre siècle, Hachett, Davy, Thénard, ont élevé à l'état d'ébullition , l'eau , l'huile , etc. , à l'aide de batteries voltaïques à larges plaques.

Si j'ai plus haut considéré comme oiseuse et presque indifférente à l'art de guérir toute controverse relative au refroidissement des eaux thermales et à leur échauffement, en les comparant avec ceux de l'eau commune ; si j'ai paru abandonner toutes les idées anciennes reçues par le peuple et par les savans, d'après de nouvelles expériences qu'on nous donne comme décisives sur cette matière , il m'est toutefois impossible d'admettre que la haute température de celles qui m'occupent en ce moment soit analogue à celle produite par nos foyers : je vais chercher à établir en quoi se fonde cette différence. Nous désignons sous le nom de chaleur tout ce qui imprime cette sensation sur nos organes ; mais je le répète avec ceux qui l'ont expérimenté avant moi , nous ne pourrions pas sans danger ni de très-vives douleurs , ingérer dans notre estomac une ou plusieurs livres d'eau commune élevée artificiellement à une température de 58° centig. Chargée des mêmes sels et dans une même proportion , elle exciterait en outre une soif ardente.L'eau thermale de Bourbonne au contraire, assez brûlante pour produire une sensation douloureuse à la main qui saisit le vase , et aux lèvres qui le reçoivent, perd sur-le-champ cet excès de calorique , et verse avec elle , dans l'organe qui l'admet, un sentiment de bien-être et d'excitation agréable , qui se répand avec rapidité dans toute l'économie (13).

Cette chaleur est donc plus en harmonie avec notre nature que celle de nos foyers, et la rapidité avec laquelle elle se met en équilibre dans tout l'organisme, prouve qu'elle a la plus grande analogie (si elle n'est pas identiquement la même) avec celle qui naît avec nous, et qui pour ainsi dire constitue la vie (14).

---

(13) » La chaleur des eaux thermales (dit un des meilleurs observateurs de notre siècle , le professeur Foderé, si connu par ses travaux sur la médecine légale et ses recherches physiologiques) » diffère beaucoup de celle des eaux communes échauffées à la même température; » elle est plus douce, plus agréable , et pour ainsi dire , plus en rapport » avec notre nature. Je n'aurais certainement pas pu boire de l'eau » chauffée à 38° R. ; indépendamment de sa température trop élevée, » une eau ordinaire ainsi échauffée , a une saveur désagréable ; au lieu » que j'ai bu avec plaisir plusieurs verres de celles du *Crucifix* , qui » en a la même température , sans éprouver d'autre sensation à la » bouche et dans les entrailles qu'une chaleur douce qui se répandait » partout. » *Mémoires sur les eaux minérales des Vosges* , Journal complém. des Sciences méd. , tome VI. page 105.

Cette chaleur n'altère en aucune façon les substances végétales les plus délicates ; c'est une observation que les baigneurs peuvent répéter à Bourbonne chaque jour , sur les roses, les violettes , etc.

(14) Le célèbre Bordeu qui avait constaté ce que nient maintenant MM. Delongchamp , Anglada , etc. , c'est-à-dire la différence du refroidissement comparé des eaux thermales avec l'eau commune élevée à la même température , se demande à lui-même s'il n'y aurait pas du feu de plusieurs espèces ? Lettres, page 27.

Cette supposition de la surabondance du fluide électrique dans les eaux thermales de Bourbonne, à quelque cause qu'on la rattache , nous paraît d'autant moins gratuite , que si nous examinons les faits positifs , nous verrons qu'on ne peut les attribuer à aucun autre.

Ces faits sont 1° la fréquence des orages qui existent à Bourbonne. De pareils phénomènes peuvent bien se présenter dans d'autres points élevés d'où ne sourdent pas d'eaux thermales ; mais cette circonstance acquérrera une toute autre valeur, si l'on considère que les fluides gazeux qui s'échappent dans tous les temps des puisards, et qui sont infiniment plus abondans lors des tempêtes (15), n'ont jusqu'ici présenté à

----

(15) Il y eut entr'autres, le 12 Mai 1821 , à Bourbonne , un violent coup de tonnerre ; une masse d'eau éclata sur le côteau S. O., et remplit en un instant toute la ville basse à 5 pieds de hauteur. Le même choc électrique ouvrit une cavité souterraine dans un jardin de la ville haute : elle avait dix pieds de diamètre , sur 15 environ de profondeur , et paraît s'être formée dans une ancienne carrière ; elle a été comblée depuis peu. Un auteur de beaucoup d'esprit , mais qui écrivait en 1826 , sur des manuscrits qui lui sont assurément étrangers, s'exprime ainsi sur cet événement. « Dans le jardin d'une maison » appartenant au quartier assis sur la colline, pendant la violence » d'un orage , en 1821 , et après une forte détonnation , il se forma » tout-à-coup à la surface du sol, un trou de 6 à 8 pieds de diamètre, » *constituant l'orifice d'une excavation large et profonde de 55 pieds,*

l'analyse que trois gaz bien distincts, une grande quantité d'azote, une moindre d'acide carbonique, et une infiniment minime d'oxigène. Or, comme chacun de ces trois gaz séparés ni réunis, n'a d'action sur les corps siliceux, il doit donc en exister un quatrième, jusqu'ici présumé incoercible, et qui se refuse à l'analyse, dont nous ne pouvons méconnaître la présence, par l'énergie avec laquelle il se saisit de la silice, partout où il se rencontre en contact avec elle. Cette observation importante n'a été relatée par aucun des auteurs qui ont écrit sur les eaux de Bourbonne, mais elle n'a pu échapper à la plupart des baigneurs instruits, qui ont dû naturellement se demander quel était le corps gazeux qui pouvait ainsi décaper et ronger non-seulement les carreaux de vitres des cabinets de bains, mais même les verres destinés aux buveurs.

» au fond de laquelle s'ouvrent des chambres souterraines, dont
» l'étendue paraît vaste, mais qui n'ont pas été parcourues,
» attendu qu'elles manquent d'air respirable. » Et voilà comme on écrit l'histoire !!

Une secousse de tremblement de terre légère, à la vérité, mais assez apparente pour avoir été ressentie dans toute la ville de Bourbonne, a eu lieu tout récemment le 10 Août 1829, à 3 heures du matin; quelques murs furent lézardés, ainsi que le pavé de la fontaine thermale, et une cavité de peu d'étendue s'ouvrit à Martigny (3 lieues de Bourbonne).

2.° Avant la découverte de la solution de l'oxide de silicium à l'aide de certaines affinités binaires, on recherchait l'acide hydro-fluorique partout où l'analyse d'un liquide présentait la silice. Déjà le chimiste NICOLAS, de Nancy, et le professeur FODÉRÉ, en reconnaissant l'existence de la silice dans les eaux de Plombières, et n'y trouvant pas son dissolvant connu, y avaient imaginé la présence d'un gaz auquel ils avaient donné le double nom de *fluorique* ou *électrique*. On n'expliquait pas davantage alors la présence de la silice dans le système pileux et l'émail des dents des animaux, non plus que dans quelques graminées et un plus grand nombre de légumineuses. (Il est à annoter comme remarque importante que ces plantes en sont dépourvues, lorsque leur vie est imparfaite et qu'elles sont élevées dans des lieux obscurs et étiolées.)

3.° En se rappelant enfin que pour les physiciens modernes , le galvanisme, l'électricité, la chaleur , la lumière , et peut-être même le magnétisme animal, sur lequel on a tant disserté sans rien résoudre , ne sont tous que des modifications d'un même principe : en voyant d'autre part la lumière et les météores atmosphériques avoir, à la longue et à une basse température, une action rongeante sur le verre et sur les corps

siliceux , nous n'aurons aucun besoin de l'existence de combinaisons multiples , non plus que
de la présence de l'acide hydro–fluorique , pour
expliquer l'action rapide de l'eau de Bourbonne,
aidée de la chaleur , sur ces mêmes substances.
Cette même cause contribue en outre à leur élévation de température , ainsi qu'à la production
des effets surprenans qu'elles opèrent sur l'économie vivante.

4.° L'électricité nous paraît donc être l'agent
qui communique aux eaux de Bourbonne ce
degré d'énergie que n'ont pas celles du voisinage,
quoiqu'élevées à la même température, et censées
par leur composition chimique , provenir d'un
réservoir commun, parce qu'elle y a été dissipée
en partie par sa combinaison avec la silice dans
leur trajet souterrain : aussi les eaux de Plombières,
par exemple, qui sont celles qui s'en rapprochent
le plus, contiennent-elles de la silice, dont celles
de Bourbonne sont entièrement dépourvues ;
tandis que par opposition ce corps forme plus
des $\frac{6}{10}$ des boues de ces dernières, tant est grand
l'avidité de ce principe pour les corps siliceux.

5.° Il existe peut-être une dernière preuve de
la combinaison de l'électricité dans les eaux de
Bourbonne , plus concluante encore pour le

médecin, parce qu'il la puise dans son propre domaine. Celle-ci est l'observation constante de ses effets, semblables à ceux produits par le fluide électrique sur le corps humain, effets non fugaces comme ils le sont dans nos cabinets de physique, mesquins eu égard à ceux de la nature, mais rendus fixes et durables, soit par la nature de l'appareil, par son mode de combinaison avec l'eau thermale, et la répétition de son application sur les organes; soit peut-être aussi par le genre de substances salines que contiennent ces eaux mêmes.

D'après cette théorie qui concorde parfaitement avec une expérience de trois siècles, sur les eaux qui nous occupent en ce moment, nous allons passer en revue les différentes affections morbifiques auxquelles elles peuvent porter d'utiles secours.

Les eaux de Bourbonne tenant en dissolution des sels qui, dans toutes les circonstances agissent comme excitant sur l'économie, pourvues d'une haute température active par elle-même, et pénétrées d'un fluide que tout nous porte à rapporter à celui qui est lui-même une des sources de la vie, doivent être et sont éminemment stimulantes et toniques.

Nous généraliserons alors cette aphorisme pour leur emploi.

LES EAUX THERMALES DE BOURBONNE SONT ESSENTIELLEMENT UTILES DANS TOUTES LES AFFECTIONS CHRONIQUES ET ATÔNES.

Il ne s'agira donc dans le cadre monographique que nous nous sommes tracés, que de l'état d'inertie d'une ou de plusieurs des portions de l'organisme : et comme il est extrêmement rare, pour ne pas dire impossible, qu'une d'elles primitivement affectée n'entraîne à la longue celles qui ont avec elle des rapports de connexion ou de sympathie; au lieu de passer en revue, et l'une après l'autre, toutes les parties qui composent le corps humain et qui peuvent être ainsi affectées, nous le diviserons en quatre grandes classes qui comprendront :

1.° Les maladies atoniques du système nerveux,

2.° Celles du tissu fibreux,

3.° ———— séreux,

4.° ———— glanduleux,

Si l'on me reprochait d'avoir surchargé chacune de ces classes, ainsi que leurs subdivisions de l'étiologie générale des maladies et d'accessoires, très-inutiles pour les médecins, je répondrais que quoique cet ouvrage leur soit destiné, il ne l'est pas moins aux malades eux-mêmes, et que c'est pour ceux-ci une espèce de matière à examen qui peut leur rappeler des circonstances en apparence insignifiantes, mais qu'il est souvent important à leurs médecins et dans leur propre intérêt de connaître.

J'ajouterai que bien que j'eusse pu puiser chez les auteurs qui m'ont précédé, des observations infiniment intéressantes, j'ai cru devoir extraire de ma propre pratique celles qui m'ont paru les plus remarquables, parce que ne voulant rien écrire que de scrupuleusement avéré, j'étais beaucoup plus assuré de ce qui c'était passé sous mes yeux, et que je pouvais mieux répondre de la fidélité de tous les faits que j'ai observés moi-même.

CHAPITRE PREMIER.

DES MALADIES ATONIQUES DU SYSTÈME NERVEUX.

Tous les nerfs qui donnent la sensibilité et le mouvement aux différentes parties qui constituent l'organisme, ont leur origine dans le cerveau, le rachis, et le nerf ganglionnaire, (trisplanchnique). C'est donc dans ces trois centres de vitalité, que l'on doit rechercher les causes et les moyens curatifs des maladies qui attaquent la sensibilité et le mouvement.

Nous séparons le rachis, ainsi que le nerf ganglionnaire, de l'encéphale, quoique l'un soit une de ses dépendances immédiates, et forme corps avec lui, et que l'autre lui paraisse tellement uni, qu'on pourrait lui assigner presque la même origine, mais parce que l'un et l'autre jouent pour ainsi dire le rôle de cerveaux, l'un pour les membres abdominaux, et l'autre pour les viscères intérieurs, bien que tous les deux demeurent sous une dépendance telle de l'encephale, que ses affections influent rapidement sur les deux autres centres de vitalité.

DE LA PARALYSIE.

La paralysie est l'abolition ou l'affaiblissement notable de la sensibilité percevante et du mouvement volontaire, ou d'une seule de ces facultés dans une partie quelconque du corps.

§ I. DE L'HÉMIPLÉGIE.

La plus commune des paralysies est l'hémiplégie, ou la paralysie d'une moitié latérale du corps, résultant d'une compression d'un lobe opposé du cerveau. L'hémiplégie reconnaît pour causes toutes celles qui, telles qu'une conformation particulière, un tempérament éminemment sanguin, la suppression d'une hémorragie habituelle, d'une humeur dartreuse, rhumatismale ou goutteuse, un refroidissement subit, l'abus des narcotiques, des liqueurs spiritueuses, des plaisirs vénériens, surtout dans un âge avancé, l'exposition prolongée aux rayons du soleil, les veilles immodérées, la colère, la frayeur, les chagrins, les méditations profondes, etc., etc., peuvent occasioner la stase des fluides dans les vaisseaux du cerveau ; ou telles que les chûtes, les coups violens, les blessures, etc., en altérer la propre substance.

Nous avons dit que de toutes les paralysies,
l'hémiplégie était la plus fréquente : aussi c'est
sans contredit la plus nombreuse de celles envoyées aux eaux de Bourbonne. Les observations
d'hémiplégiques qui y ont été guéris depuis une
dizaine d'années, fourniraient à elles seules la
matière d'ouvrages volumineux. Les eaux thermales administrées en bains et surtout en douches
et en boissons, reportent le sang du centre à la périphérie, où elles stimulent le système absorbant
et les vaisseaux sanguins cutanés ; cette double
opération facilite la résorption des épanchemens
des méninges, et il est à remarquer qu'au fur et
à mesure du dégagement du cerveau, la force
renaît dans les parties paralysées, mais souvent
dans une progression inverse du rapprochement
des membres avec cet organe. Nous en verrons
bientôt la raison dans l'examen des paraplégies.
Ainsi, la jambe et la cuisse malades ont repris
leurs mouvemens et leurs fonctions bien avant
les membres supérieurs, tandis que pour
l'ordinaire la main se meut long-temps après
l'avant-bras, et surtout après le bras lui-même ;
les muscles de la face frappés d'hémiplégie reviennent presque toujours à leur état naturel,
avant la disparition de tous ces symptômes.
Ce n'est que graduellement, et quelquefois après
plusieurs saisons, que disparaît complètement

tout cet appareil atonique dans les parties; mais j'ai très-peu vu de malades atteints d'hémiplégie récente, à moins qu'il n'y eût chez eux désorganisation du cerveau, auxquels une administration méthodique des eaux de Bourbonne n'ait plus ou moins promptement rappelé l'usage des fonctions abolies dans les membres affectés; il est également certain que plus l'accident est rapproché, et plus aussi les chances sont favorables pour une guérison prochaine. Il est cependant essentiel d'annoter que dans l'envoi de pareils malades, les premiers moyens mis en usage doivent avoir arrêté la marche de la maladie, et suspendu la continuation de l'épanchement cérébral qui lui a donné naissance.

De ce que je viens de dire, il résulte également pour le pronostic de tous les cas d'hémiplégie, qu'il existe une espérance infiniment plus grande de guérison et surtout de guérison prompte, chez le malade qui a été rapidement frappé, que chez celui qui, privé graduellement et d'une façon presque insensible du mouvement d'une partie latérale du corps, démontre par cela même une désorganisation lente de la partie opposée du cerveau. Dans ce dernier cas, ainsi que dans celui d'une hémiplégie prolongée, et où la nature s'est, pour ainsi dire, habituée à cette espèce de semi-exisence,

il vaut infiniment mieux que le malade reste
chez lui, soumis à un régime qui prolonge ses
jours, que de l'exposer aux mouvemens et à la
fatigue d'un voyage, qui pourrait en précipiter
le terme.

Je me contenterai de donner ici, entre un
grand nombre d'observations que je pourrais
citer, principalement dans la première espèce,
deux cas d'hémiplégie, l'une rapide, l'autre lente.
Elles suffiront pour éclairer le diagnostique et le
prosnostic de ces deux états, si différens entr'eux, quoiqu'ayant une analogie si apparente.
Je me suis promis de ne rien exagérer sur les
vertus des eaux thermales de Bourbonne, et l'on
verra que je ne leur rends dans tous les cas, et
strictement que ce qu'elles méritent.

OBSERVATION I.

APOPLEXIE FOUDROYANTE : HÉMIPLÉGIE RAPIDE.

M. T..., capitaine de grenadiers au 37° régiment de ligne, âgé de 38 ans, d'un tempérament
sanguin et fleuri, jouissait d'une santé parfaite,
lorsqu'en faisant manœuvrer sa compagnie au
plein soleil d'août, et sur les sables brûlans de
l'île de Rhé, il fut attaqué d'une apoplexie fou-
droyante. Les soins les plus rationnels lui furent

prodigués : des saignées répétées, les sangsues, les vomitifs, etc., furent mis en usage. L'épanchement cérébral fut borné : M. T... fut rendu à la vie, mais ayant tout le côté gauche sans mouvement, l'œil du même côté ouvert, la bouche tiraillée à droite, les idées confuses et souvent incohérentes, ainsi qu'une difficulté extrême à les rassembler et surtout à les produire.

L'automne et l'hyver se passèrent ainsi sans apporter un changement notable dans son état. Ce fut au mois de juin suivant (1826), que M. T... fut dirigé sur Bourbonne.

Indépendamment de la difficulté du mouvement dans le côté paralysé, et de la difformité d'une figure belle avant son accident, M. T... avait une tristesse et une morosité profonde. Ses idées sinistres de mort, ou au moins de la permanence de son infirmité, ne lui permettaient aucune distraction utile. Le retour des mouvemens dans l'extrémité inférieure malade, après l'usage des eaux durant les mois de juin et de juillet, ranima son espoir. M. T... put aller à la promenade, il s'y livra avec ardeur et constance. Les deux mois suivans complétèrent sa guérison. M. T... est revenu à Bourbonne, en 1827 et 1828, pour consolider son état de santé, qui

depuis lors n'a éprouvé aucun dérangement, malgré la diversité des climats qu'il a habité avec son régiment, et le stricte accomplissement des devoirs que la carrière militaire lui impose. Cette guérison rapide, dans un cas aussi grave, est principalement due à la jeunesse et à l'extrême raison du malade, qui ne se permit durant son traitement, et ne s'est permis depuis sa guérison, aucun excès de régime, si commun dans l'état militaire. C'est une des cures les plus rapides qui se soient opérées depuis long-temps à Bourbonne, dans ce genre de maladies; car il est souvent nécessaire que le malade revienne deux à trois années de suite aux eaux, pour recouvrer entièrement les mouvemens des parties paralysées.

OBSERVATION II.

APOPLEXIE ET HÉMIPLÉGIE LENTES.

M. C...., notaire à Paris, homme fort et robuste dans sa jeunesse, alors âgé de 52 ans, ayant beaucoup joui de la vie, et cherché à récupérer ses forces par l'usage des liqueurs alcooliques, se plaignait depuis plusieurs années d'un grand affaiblissement de toute la partie latérale droite du corps. Après de nombreux excès aphrodisiaques, M. C..... ne put se dissimuler, non plus qu'à sa famille, qu'il boitait d'une manière sensible, et qu'il se soutenait difficilement sur l'extrémité inférieure malade. La main et le bras du même côté étaient engourdis, et les mouvemens de ces parties plus bornés de jour en jour. Il survint une véritable attaque apoplectique, qui aggrava tous ces symptômes. M. C....., conseillé par trois médecins distingués de la capitale, fut transporté presque immédiatement à Bourbonne.

Son aspect, après quelques jours de repos, offrait un corps obèze, une face pâle et fatiguée ; les muscles, tiraillés du côté gauche, faisaient grimacer sa figure ; céphalée continue, mais plus ou moins intense ; sourire sardonique ; la langue embarrassée, ne pouvant prononcer que quelques mots sans suite, et d'une façon lente, bégayante et gênée ; tronc courbé en avant, impotence et insensibilité des membres supérieurs et inférieurs du côté droit. M. C.... pouvait cependant encore faire quelques pas à l'aide d'un bras et d'un bâton, et son pouls était régulier et dans une désharmonie complète avec tous ces désordres. La marche longue de la maladie, et la persistance de tous ces symptômes, malgré l'emploi des moyens usités en pareil cas, mettaient hors de doute l'idée d'une compression, ou plutôt d'une désorganisation de la portion gauche de l'organe encéphalique lui-même. Deux bains de

propreté furent administrés à quelques jours de
distance, composés d'eau commune portée à
28 degrés par l'eau thermale. Le huitième jour
de son arrivée à Bourbonne, et malgré l'emploi
de tous les révulsifs, la glace sur la tête, les sina-
pismes et les vésicatoires aux extrémités abdominales, M. C..... tomba dans un état de torpeur
qu'avait probablement encore accéléré la fatigue
de la route. Prostration générale des forces, respiration profonde et stertoreuse, somnolence perpétuelle, parfois quelques lueurs d'entendement.
Enfin, et quoique le pouls se fut constamment
maintenu dans l'état le plus régulier, M. C.... ter-
mina sa carrière, le quinzième jour de son arrivée.
L'autopsie cadavérique ayant été demandée par
la famille, nous trouvâmes, le D.ʳ Therrin, qui
avait avec moi suivi le malade depuis son arrivée
aux eaux, aidés de MM. les D.ʳˢ Claude et
Magistel :

1.° Une hernie du volume d'un œuf de poule,
dans la partie antérieure supérieure du lobe gauche
du cerveau, et un épanchement abondant de
lymphe sanguinolente entre ses membranes ;

2.° Les poumons sains, le cœur extraordinai-
rement graisseux et hypertrophié ;

3.° Le foie devenu corps gras à l'état d'adypocire, et d'un volume double de l'état nonnal ;

4.° Tous les muscles des membres et surtout ceux de l'abdomen recouverts, ainsi que le péritoine, l'épiploon et les intestins, d'un tissu cellulaire jaune, consistant et lardacé, etc., etc.

Tous ces symptômes de désorganisation cérébrale étaient ou devaient être apparens pour le médecin, long-temps auparavant la dernière attaque apoplectique qui détermina l'envoi du malade à Bourbonne. L'état graisseux du buste était pour eux, joint à la perte des facultés morales et physiques, une conséquence qui est le résultat pathologique constant de l'altération du cerveau. MM. les médecins consultés à Paris, eussent donc dû y conserver le malade, se garder de lui conseiller un moyen fatiguant, qu'ils savaient fort bien ne pouvoir réussir dans ce cas d'affection organique; et s'ils eussent craint de le désespérer ainsi que sa famille, par le refus de tout remède, ils eussent pu se borner à lui prescrire le séjour d'une campagne voisine, ou tout au plus les distractions dont il était encore susceptible; on eût par là épargné à ce malade, comdamné par la nature, une fatigue inutile et probablement une fin plus rapide. Entre plusieurs cas analogues et pour lesquels les eaux de Bourbonne ne pouvaient avoir aucun résultat heureux, nous pourrions citer celui de M. le Cte de B....., pair de France, envoyé à Bourbonne, avec une affection qui semble calquée sur la précédente ; il y mourut au bout de trois jours, et sans avoir fait usage de ses eaux (1828). L'autopsie cadavérique offrit les mêmes résultats.

Il est des hémiplégies partielles, qui n'affectent que quelques muscles de la face ou d'un membre supérieur, et dans lesquelles le cerveau paraît moins profondément affecté : nous en donnerons ici quelques exemples.

L'hémiplégie des muscles de la face, peut être ou complète, c'est-à-dire occupant toute une partie latérale de la figure, ou incomplète, c'est-à-dire bornée à un ou plusieurs muscles de ces parties.

OBSERVATION III.

HÉMIPLÉGIE FACIALE COMPLÈTE.

M. de P......, aide-de-camp du lieutenant-général R......, de la R...., homme sain et dans la force de l'âge, en se couchant le soir durant une nuit très-chaude d'automne, laissa les fenêtres de son appartement ouvertes. Il paraît que sortant

d'un dîner de corps , il éprouva un refroidissement subit occasionné par un vent de mer qui
soufflait avec violence. A son réveil quelle fut sa
surprise et sa consternation même , en aperce-
vant tout le côté gauche de sa figure tiraillé et
douloureux , tandis que le droit flasque et indo-
lent , offrait un front uni et glacé en opposition
avec le côté opposé sillonné de rides, l'œil ouvert,
et dans l'impossibilité de le fermer volontairement, la joue s'enflant à chaque parole et rendant
la prononciation difficile et presque inintelligible,
une céphalée constante , etc. M. de P....., ne
considérant cependant son état que comme une
simple fluxion du côté sain, appela un médecin
qui reconnut aisément une hémiplégie faciale ,
et employa les sangsues , le vésicatoire , un séton
à la nuque , etc. Ce fut ainsi que se passa l'hyver
de 1826. M. de P..... se rendit aux eaux de
Bourbonne , immédiatement à leur ouverture ;
tout était dans l'état que je viens de décrire : le
malade prit une première saison , qui ne dut pas
faire naître chez lui une espérance de guérison
complète , car à part quelques rides qu'il pouvait faire naître en contractant les muscles
frontaux , un léger mouvement de la paupière ,
un peu plus de facilité à s'exprimer, et une grande
amélioration dans la céphalée , la masse des
symptômes subsistait encore, et M. de P.....quitta

Bourbonne dans un état à-peu-près intermédiaire entre celui de santé, et l'aspect qu'il offrait à son arrivée. Son absence s'étant prolongée durant environ un mois, cet officier revint à Bourbonne, mais avec les traits de sa figure, dans un état de régularité telle, que ce fut en riant de tout son cœur, qu'il fut obligé de me décliner son nom à son retour. Il reprit quelques bains moins par besoin que par reconnaissance, et n'a plus depuis lors éprouvé aucune attaque de sa maladie.

OBSERVATION IV.

HÉMIPLÉGIE BRACHIALE.

Il est beaucoup de cas où la paralysie d'un membre paraît être la terminaison d'une maladie aigue ; cette circonstance se présente souvent à la fin des rhumatismes : nous allons donner ici un exemple de cette véritable métastase critique. C....., chasseur au 4.ᵉ régiment d'infanterie légère, âgé de 25 ans, et d'une constitution robuste, étant de garde dans une de nos forteresses des Alpes, durant une nuit d'été, fut pris subitement d'un rhumatisme aigu, pour lequel il fut traité avec succès à l'hôpital de Grenoble. Déjà il se préparait à demander sa sortie, quand en se ré-veillant le matin, il s'apperçut que son bras et sa main gauche étaient sans mouvement ; ce n'était plus un sentiment de douleur qu'il éprouvait dans ce membre , comme il l'avait ressenti dans tous depuis l'invasion de son rhumatisme ; mais une sensation d'engourdissement et de pesanteur extrême de la tête , du côté opposé à la paralysie : aucun changement dans les muscles de la face ; on employa sans succès les vésicatoires , les frictions ammoniacales, un séton à la nuque, etc. C..... suivit son corps qui quittait la garnison de Grenoble , et n'arriva que pour la 2.ᵉ saison à Bourbonne (août 1825). Aucun des symptômes n'était changé dans son état , à part lequel C..... jouissait d'une santé parfaite ; deux mois d'usage des eaux n'y apportèrent d'autres modifications que de légers mouvemens de l'épaule et de l'avant-bras. C..... revint aux eaux de Bourbonne dès leur ouverture en 1826 , il avait très-peu gagné dans cet intervalle de temps ; en en sortant après quatre mois de séjour, cette fois il pouvait remuer les doigts de la main malade , mais le mouvement d'extension de la main sur l'avant-bras était encore impossible ; la main dans cette articulation restait constamment fléchie ; ce ne fut qu'à son troisième voyage aux eaux de Bourbonne , en 1827 , que C..... recouvra tous ces mouvemens, et qu'il put, après un mois de séjour, être rendu à son régiment et aux exercices habituels à l'état militaire.

OBSERVATION V.

HÉMIPLÉGIE SUITE DE CONGÉLATION.

Le nommé G..., hussard au régiment de Chartres, arriva le 1.ᵉʳ juin 1828, à l'hôpital militaire de Bourbonne, avec une hémiplégie complète du côté droit. Le certificat dont il était porteur était ainsi conçu : « Je soussigné, etc., que le » nommé G... est atteint de la perte de l'usage de » la main et du pied droit, suite de congélation » pendant cet hyver, etc. Belfort 3o mai, signé » Marchal, D. M. ». D'après le rapport du malade, il paraît qu'ayant dormi dans un lieu ouvert après une petite débauche militaire, durant l'hyver de 1827 qui fut assez rigoureux, il éprouva un engourdissement considérable de ce côté, sa tête ayant eu pour oreiller une pierre glacée. On attribua le lendemain son état chancelant et ses paroles embarrassées aux restes de l'ivresse, et ce ne fut que quelques jours après et lorsqu'il sortit de la salle de police, où il avait été logé à son arrivée au quartier, qu'on reconnut la paralysie. Tous les moyens ordinaires avaient été employés sans succès. G... resta deux mois aux eaux, et comme l'affection du cerveau n'avait pas été très-profonde, il en sortit jouissant de tous ses mouvemens.

Nous aurions pu augmenter ces observations de la paralysie des paupières, d'aphonie, etc., mais non pas d'amaurose, comme l'annoncent tous les auteurs qui ont écrit sur les eaux de Bourbonne. Le D.ʳ Prat en rapporte cependant un cas d'autant plus constant, qu'il en est lui-même le sujet : cette observation qui relate *un cas d'hémiplégie compliquée d'amaurose et de perte de la sensibilité de la cuisse et de la jambe gauche*, me paraît ne pas appartenir aux cas ordinaires d'amaurose. Quant à moi je déclare positivement que dans le petit nombre de ces malades venus aux eaux de Bourbonne, aucun ne m'a paru en avoir obtenu le moindre résultat heureux.

§. 2.

DE LA PARAPLÉGIE.

La paraplégie est la paralysie des membres abdominaux ; elle s'étend parfois aux muscles du bas ventre, au rectum, à l'appareil urinaire, ainsi qu'aux parties extérieures de la génération, avec ou sans lésion de la sensibilité de tous ces organes. Elle est le résultat d'une lésion du prolongement rachidien.

Les causes les plus communes de la paraplégie, sont toutes celles qui peuvent exciter un ébranlement ou une irritation violente de la colonne vertébrale, les chûtes sur le rectum, les contusions, la suppression des règles, d'une évacuation habituelle, la répercussion de la transpiration, d'une blennorrhée, etc.; je ne relate ici que les cas susceptibles de guérison, car dans la supposition où la paraplégie reconnaîtrait pour causes, l'écrasement, la fracture ou la carie profonde des vertèbres, il ne faudrait penser qu'à sauver l'individu de la mort, sans oser espérer une cure qui serait alors presque au-dessus des ressources de l'art.

Le nombre des paraplégiques qui se rendent aux eaux de Bourbonne chaque année, est communément le quart de celui des hémiplégiques. Les annotations faites sur ces derniers, sont parfaitement applicables à la paraplégie, c'est-à-dire que celle-ci est infiniment plus tenace en proportion de la lenteur qu'elle a mise dans sa marche, et de l'altération plus ou moins rapide des parties contenues dans le canal rachidien. Une autre circonstance que je dois également annoter, c'est qu'elle paraît beaucoup plus facile à guérir, sous l'influence des eaux de Bourbonne, toutes choses égales d'ailleurs chez les malades, qui y arrivent pour ainsi dire vierges de tous les moyens énergiques usités en pareil cas,

tels que moxa, sétons, cautères actuels, etc.,
et chez lesquels on s'est borné jusqu'alors à
l'emploi des remèdes généraux, tels que la saignée, les ventouses, les sangsues, les bains, etc.
Ces deux règles ne sont cependant pas sans exception, et nous en avons eu, dans les deux dernières années 1829 et 1830, un exemple frappant,
dans une personne agée de 19 ans, Mlle M.....,
de Beaune, qui ayant commencé dès l'âge de huit
ans, et après une chute sur le rectum, à ressentir les premières atteintes de paraplégie;
ayant successivement parcouru toutes ses périodes, jusqu'à l'abolition la plus complète de toute
sensibilité et de tout mouvement, et ayant été
traitée à Beaune, à Lyon, et enfin à Aix en
Savoie, par les sillons de feu sur les lombes, et
les moxa au nombre de 24 sur toute la longueur
de la colonne vertébrale, n'en a pas moins recouvré à Bourbonne, cette année, la sensibilité
et une partie du mouvement des muscles abdominaux, qu'elle croyait perdu pour toujours.
Ces cas sont extrêmement rares, et nous engageons les malades atteints de cette grave affection, à se rendre aussitôt qu'ils leur sera possible aux eaux de Bourbonne, avant de mettre
en usage ces moyens énergiques, auxquels il sera
toujours temps d'avoir recours. Cette opinion
peut paraître contradictoire avec la méthode

adoptée par quelques praticiens justement célèbres; mais elle est fondée d'abord sur l'expérience
des nombreux paraplégiques qui se rendent
aux eaux de Bourbonne; ensuite si nous recou-
rons à la théorie, nous établirons facilement
qu'une ou plusieurs opérations, d'ailleurs très-
douloureuses, qui par leur effet immédiat mettent
une interruption réelle entre la peau et la moelle
allongée, enlèvent subsidiairement par la destruction des filets nerveux, qui en tirent leur
origine, les seuls moyens de contact médiat et
d'influence que nous ayons sur elle.

Il arrive très-souvent dans la paraplégie, que
l'anus et la vessie participent eux-mêmes à cette
atonie nerveuse, circonstances qui ne compli-
quent la maladie que par les soins journaliers et
assidus qu'exigent les fonctions indispensables
de ces deux organes (16). Ce sont eux qui recou-

---

(16) Le D.ᵉ de CHAMBERET, professeur à l'hôpital militaire d'instruction de Seile, et l'un de nos médecins militaires les plus savans,
s'exprime ainsi à l'article *Paraplégie* du Dictionnaire des Sciences médicales, t. 39, p. 279, lig. 6 : *la terminaison de la paraplégie cependant
n'est aussi fâcheuse, que lorsque le rectum, la vessie, et les membres abdominaux sont simultanément affectés; dans ce cas, il est
vrai, la maladie n'est pas susceptible de guérison, et le pronostic
est toujours funeste.* Cette assertion que corrobore un ancien préjugé,
et qui en est d'autant plus dangereuse, prouve que notre célèbre confrère
avait, lors de la rédaction de cet article, vu très-peu de paraplégiques,
et nous pourrions le réfuter victorieusement par vingt exemples de

vrent leur énergie vitale avec le plus de promptitude, les cuisses ensuite et les jambes presque toujours les dernières. Souvent une des extrémités abdominales reste beaucoup plus long-temps paralysée que l'autre. Quelquefois, comme dans l'hémiplégie, la paraplégie éteint tout sentiment dans les parties paralysées; dans d'autres cas, leur sensibilité en paraît exaltée. Une circonstance à annoter dans cette maladie, est l'ulcération fréquente de la partie inférieure d'un des talons ou des deux à la fois.

Cette ulcération qui souvent devient très-profonde, marche rapidement à sa guérison, aussitôt que le mouvement renaît dans ces parties. Avant de donner quelques observations de paraplégie, nous déclarons sincèrement, que de toutes les personnes atteintes de cette maladie, une seule à ma connaissance, Mme B....., de

---

personnes, qui ayant été dans cet état, vivent, marchent, remplissent leurs fonctions naturelles, et n'avaient heureusement pour elles pas lu l'article du Dictionnaire des Sciences médicales, parce qu'il est probable qu'elles ne se fussent pas rendues aux eaux de Bourbonne, et qu'elles eussent pu succomber à leur désespoir.

On lit dans le même article que *la paraplégie est de toutes les paralysies la plus grave.* Cette seconde opinion ne peut tenir contre l'idée qu'on doit naturellement se former du siége de l'hémiplégie et de la paraplégie, et je me serais gardé de les réfuter, si elle venait d'une autorité moins respectable.

Renève, Côte-d'Or, n'a éprouvé aucun effet de l'usage des eaux thermales de Bourbonne ; mais je dois ajouter que cette malade, épouse d'un médecin instruit, n'y a été conduite que long-temps après son accident, et après avoir épuisé tous les moyens énergiques conseillés en pareil cas, les moxa, la strychnine, etc., etc. Un autre jeune homme encore a succombé l'année dernière à une paraplégie compliquée d'obésité. Je relaterai plus bas les notes que j'ai pu recueillir sur ce malade que je n'ai vu qu'en consultation, et qui m'intéressait doublement et comme médecin lui-même, et comme fils et neveu de deux des plus illustres médecins de la capitale.

Tous les autres malades atteints de paraplégie, que j'ai vus et qui ont persisté dans leur traite-ment, ont été au moins soulagés, et un grand nombre guéris après un usage plus ou moins prolongé de ces eaux.

OBSERVATION VI.

PARAPLÉGIE COMPLIQUÉE DE LA PARALYSIE DE LA VESSIE ET DES INTESTINS.

M.ᵐᵉ L. F..., épouse de M. le lieutenant-colonel du 7.ᵉ régiment d'infanterie, âgée de 34 ans, née en Hollande de parens sains, bien portante elle-même avant son accident, et d'une carnation superbe, fit en 1827, par une pluie du mois de février, le voyage de Thionville à Metz. Le régiment de son mari était alors en garnison dans la première de ces villes. Mme L. F..., enveloppée d'une fourrure bien chaude et occupant un des angles de la berline, s'endormit durant ce court trajet, et ne se réveilla que lorsqu'une sensation de froid intense l'avertit que l'eau de la pluie ayant pénétré par l'impériale trouée en plusieurs endroits, elle se trouvait plongée dans un bain glacial. Aussitôt à la descente de voiture, qui suivit de très-près ce réveil, Mme L. F... changea de vêtemens, se réchauffa et après avoir fait les affaires qui l'avaient appelés à Metz, elle retourna à Thionville, aussi bien portante en apparence qu'elle l'était avant son départ. Ce ne fut que trois jours après, et sans aucun symptôme précurseur, que Mme L. F... voulant aller passer une soirée chez une de ses amies, éprouva subitement une telle faiblesse des jambes et du rachis, qu'il lui fut impossible de se lever du fauteuil où elle était assise, et que se manifesta sur-le-champ cette paraplégie compliquée de la paralysie de la vessie et du rectum. Le médecin de la malade fut appelé, et des besoins naturels s'étant fait sentir, il prescrivit sur-le-champ l'usage de la sonde qui la soulagea d'une manière instantanée; deux des

plus célèbres praticiens de Metz, MM. Rampont
et Willaume, ayant été consultés, prescrivirent
les bains et l'application spéciale de moxa nombreux sur le sacrum et tout le long du rachis,
considérant ce dernier moyen comme le seul
qui pût rendre la vie et le mouvement aux parties
paralysées. La malade douée d'un caractère ferme
et très-indépendant s'y refusa absolument, et se
confia aux soins de M. le D.ʳ Vanderback, chirurgien-major de l'hôpital militaire de Thionville.

Celui-ci, ne pouvait méconnaître le mérite
distingué des deux consultans ; mais voyant
dans cette affection une véritable inflammation
fibreuse de la partie inférieure des méninges,
ayant aussi quelques égards à la grande répugnance de la malade pour ces moyens douloureux,
il borna son traitement aux bains répétés d'eau
commune à une douce température, aux sangsues, aux délayans, etc. ; il apprit aussi à M. le
colonel L. F... l'art de sonder lui-même son
épouse, et d'aider l'autre évacuation journalière.
Cependant la maladie n'en persistait pas moins
dans toute sa force, et ce fut dans cet état que
M.ᵐᵉ L. F... se décida à partir pour St.-Omer, où
le régiment de son mari avait ordre de se rendre.
Aucune amélioration ne s'était opérée durant ce
voyage, ni par son séjour : M.ᵐᵉ L. F... y consulta

M. le D.ʳ Augis, chirugien-major du 37ᵉ régiment de ligne. Celui-ci témoin de l'effet des eaux de Bourbonne dans les cas de paralysie, et entre autres, de la cure rapide de l'hémiplégique appartenant à son régiment, et qui fait le sujet de l'observation n.° 1, ne balança pas à lui en conseiller l'usage. Après un narré exact des causes et des accidens primitifs de la maladie, M. Augis m'écrivit la lettre suivante. « M.ᵐᵉ L. F...
» est constamment sans fièvre; son moral est
» tranquille, sa patience exemplaire; elle n'é-
» prouve aucune douleur et repose toute la nuit;
» elle satisfait sans gêne un appétit passable : le
» teint est frais; assez d'embonpoint; elle a en un
» mot, dans son fauteuil, la malade a l'aspect de
» la santé la plus florissante. Mais un tableau si
» satisfaisant, n'est pas sans ombre; voyons le
» revers de la médaille.

» Le mouvement du tronc sur le bassin est
» presque nul, ou ne s'exécute qu'avec un dou-
» loureux effort. L'urine ne peut être évacuée
» qu'à l'aide de la sonde, et les excrétions
» alvines ont rarement lieu sans lavemens ou
» même l'introduction d'un doigt dans le rec-
» tum. Au reste point d'hémorroïdes, aucun
» écoulement insolite; le flux menstruel, régulier
» et sans coliques. La matrice et ses dépendances
» paraissent dans l'état normal............. Plus cet

» état atonique se prolongera, moins il restera
» d'espoir de le voir cesser. Je pense que le
» moment est venu d'avoir recours aux révulsifs,
» sans craindre de réveiller par leur emploi la
» phlegmasie rachidienne aujourd'hui sensible-
» ment diminuée, sinon tout-à-fait éteinte.

» Les eaux thermales ont été conseillées. La
» saison et la situation actuelle de Mme L. F... en
» permettent-elles l'usage ?....... (19 juin 1828.)

D'après tous ces documens je répondis par l'affirmative, et la malade arriva elle-même le 13 juillet suivant à Bourbonne.

Mme L. F... se trouvait dans la situation plus haut décrite. Elle avait été peu fatiguée d'une route longue, mais parcourue dans une bonne voiture et à petites journées; la fraîcheur et l'embonpoint étaient presque les mêmes qu'avant la maladie. Les menstrues n'avaient pas varié d'un instant (cette circonstance est à peu près uniforme chez tous les paraplégiques du sexe féminin, auxquels l'âge permet cette évacuation). Mme L. F... fit usage des eaux en boissons, en bains, et successivement en douches, de 20 à 50 minutes, et en étuves, de 10 à 40. Ce fut un mois environ après son arrivée, qu'elle commença à pouvoir, sans secours étrangers, rendre ses urines, et aller à la garde-robe. Des linimens stimulans, et même légèrement cantharidés, secondèrent encore l'incitation des eaux. Deux bras, puis deux béquilles, avec lesquelles elle était d'une maladresse extrême, soutinrent ses premiers pas; peu à peu, elle leur substitua graduellement deux crossettes. Enfin, après deux mois de traitement, interrompu une seule fois par l'apparition des règles, Mme L. F... quitta Bourbonne (le 13 septembre 1828), marchant assez bien, mais ayant encore besoin d'une saison pour rendre sa guérison complète. Le retour urgent du Colonel à son corps, nécessita ce trop prompt départ. Des circonstances pénibles l'ayant empêchée de revenir en 1829, Mme L. F... retourna en 1830, à Bourbonne, marchant comme avant sa maladie, mais atteinte d'une affection intestinale due à de profonds chagrins et à quelques erreurs de régime, mais entièrement étrangère à sa première maladie.

Mon projet était de ne donner que cette seule observation de paraplégie, n'ayant pas le dessein de faire de ce Précis un ouvrage volumineux, et hors de la portée de la plupart des malades; mais j'entends si souvent répéter, par des personnes d'ailleurs très-instruites, que les eaux de Bourbonne sont éminemment nuisibles, quel que soit

du reste le genre de maladie chez les tempéramens nerveux, c'est-à-dire à fibres irritables ; et
j'en fais chaque jour dans une propre pratique une
épreuve si contradictoire, que je ne puis me refuser à en donner une observation toute récente. Je
la ferai précéder du mémoire à consulter que m'a-
dressait avec la malade, M. le D.ʳ Duchâteau, médecin jouissant à Arras d'une réputation méritée.

OBSERVATION VI.

PARAPLÉGIE COMPLIQUÉE DE SYMPTÔMES HYSTÉRIQUES.

Arras, 19 juillet 1829.

« M.ˡˡᵉ Aldégonde de S... est agée de quinze
» ans ; elle a été réglée à douze ans et demi et n'a
» épouvé pour sa menstruation aucun accident.
» Il n'existe aucune maladie de famille, qui ait
» rapport à celle qu'elle vient d'éprouver, *excepté*
» *seulement que sa sœur aînée est susceptible*
» *d'avoir des hoquets, qui durent plusieurs*
» *mois et qui sont occasionés par la contrariété.*
» La cause cesse-t-elle, le hoquet disparaît.
» Le 6 septembre 1828, M.ˡˡᵉ A... fut affectée
» d'un vomissement nerveux très-opiniâtre,
» qu'on pourrait comparer au cholera-morbus,
» et qui a cédé aux évacuations sanguines, aux

» bains, etc., etc.; cependant il resta une douleur
» dans la région de l'ovaire gauche, ce qui la
» forçait à se tenir courbée; mais au bout de six
» semaines, elle se portait très-bien.

» Le 10 février dernier, de nouvelles douleurs
» se sont développées dans l'ovaire gauche, sans
» augmentation de volume appréciable. Elles
» sont devenues si intenses, qu'il y a eu consti-
» pation très-opiniâtre et rétention d'urine; le
» ventre est devenu météorisé et excessivement
» volumineux; *il s'est présenté une infinité de*
» *phénomènes nerveux, tel que le trismus, qui*
» *a duré à différentes reprises quatre à cinq*
» *jours; il y avait parfois agrypnie, d'autrefois*
» *assoupissement comateux, délire furieux,*
» *aphonie, puis loquacité extrême, léthargie,*
» *mouvemens convulsifs à tout renverser. Ces*
» *derniers phénomènes se manifestaient environ*
» *une heure avant d'uriner, et persistaient encore*
» *après. Elle ne pouvait ni boire ni manger; ou*
» *bien, elle avait une soif inextinguible et un*
» *appétit dévorant, quelquefois dépravé, etc.*

» Le traitement a été pris dans la classe des
» débilitans, des antispasmodiques : saignées,
» sangsues, lavemens adoucissans, un grand
» nombre de bains, où elle restait plusieurs heu-
» res, fomentations et cataplasmes sur le ventre;
» ensuite les synapismes, le musc, le castoréum,

» l'assa fœtida, employés de différentes maniè-
» res, etc. Cette affection hystérique qui se pré-
» sentait sous tant de formes variées, a cessé
» spontanément, le 15 mai ; mais a laissé à
» Mlle A. une faiblesse dans le rachis et dans
» les extrémités inférieures, que j'attribue au
» grand développement qu'elle a pris pendant
» sa maladie. C'est pourquoi je conseille l'usage
» des eaux de Bourbonne, etc., etc. »

Certes, quand on voudrait rassembler les traits
épars du type nerveux de l'hystérie, et en donner
un tout idéal, il ne serait pas plus frappant que
celui que nous peint ici l'auteur du mémoire.

Mlle A. D... arriva à Bourbonne, le 31 juillet 1829. Venue d'Arras en douze jours, dans
une voiture de place, une partie de sa route s'é-
tait passée fort gaiement et avec un appétit extraordinaire. Depuis deux à trois jours elle ne man-
geait plus rien, et avait un hoquet presque constant, à part les courtes heures du sommeil. Ce
hoquet était si bruyant, que non-seulement la
vaste maison dont elle occupait un des apparte-
mens, mais que toutes les maisons voisines en
étaient alarmées. C'était le cri prolongé et plaintif
d'une personne qu'on égorge. Il augmentait de
force, lorsqu'on avait contraint la jeune malade

à prendre quelque aliment; ce qui, indépendamment de son inappétence absolue, lui faisait refuser tout ce qu'on pouvait lui en offrir. Du reste, Mlle A... avec une figure et un teint charmans, passait la journée, assise dans un fauteuil, la tête et le tronc courbés sur les genoux, immobiles ainsi que ses jambes décharnées, mais non insensibles, et les pieds supportés sur une chaise placée en regard.

Un bain d'eau thermale coupée avec de l'eau commune, et quelques cuillerées d'une potion antispasmodique éthérée, parurent calmer un peu l'intensité du hoquet, qui céda entièrement le huitième jour de l'emploi de ces moyens. Déjà l'eau thermale passait parfaitement à l'intérieur, les bains purs, puis la douche graduelle, étaient mis en usage. La constipation habituelle de la jeune malade était atténuée par l'emploi modéré de demi-pilules écossaises. Le tronc paraissait avoir un peu plus de disposition à la rectitude; mais lorsqu'après vingt-un bains et quinze douches, espace de temps d'une saison ordinaire, je voulus la placer sur des béquilles, en la faisant soutenir par quatre personnes à la fois, ses mains se refusèrent, à raison de leur grande faiblesse, à en saisir les branches, ses jambes se reportant involontairement en arrière, et rendant toute progression impossible.

Ce fut dans l'intervalle du repos de la première à la deuxième saison, que Mlle A... commença à pouvoir faire quelques pas, en jetant ses bras au-tour du cou de sa gouvernante, qui la soutenait elle-même en l'embrassant dans les siens. Ce fut à la même époque, et en continuant l'usage des eaux, que reparut l'appétit naturel ; et depuis-lors, le mieux fut tellement rapide, que Mlle A... put marcher seule avec ses béquilles, un temps assez long, et enfin s'élancer d'elle-même dans la voi-ture, à son départ, qui eut lieu le 14 septembre, quarante-quatre jours après son arrivée.

Mlle A... était alors droite, se soutenant sans effort, assise ou debout. Les membres inférieurs avaient repris l'embonpoint naturel à cet âge ; mais elle ne marchait encore qu'à l'aide de bé-quilles, et j'eusse cherché à la retenir, au moins jusqu'à la fin du mois, si je n'eusse cru aperce-voir chez elle un commencement de nostalgie, qui eût pu détruire l'effet qu'avaient produit les eaux. L'hyver rigoureux de 1829 à 1830 s'est passé à merveille. Mlle A... a conservé la rectitude du rachis, et de retour à Bourbonne en 1830, elle y a abandonné ses béquilles, et faisait cha-que jour deux lieues à pied avant son départ, qui a eu lieu après une seule saison des eaux.

Toutes les réflexions ne feraient qu'affaiblir celles qui viendront naturellement à l'esprit du lecteur, sur le peu de fondement du préjugé qui interdit les eaux de Bourbonne, quelle que soit la maladie éventuelle dont ils soient atteints, aux tempéramens éminemment nerveux ; et j'engage mes lecteurs à prendre connaissance des faits nombreux de ce genre de paralysie hystérique, consignés dans les observations intéressantes du D.ʳ Chevalier, pour se former une opinion sur les eaux de Bourbonne appliquées à ce genre de maladie.

OBSERVATION VII.

PARAPLÉGIE RAPIDE : TEMPÉRAMENT LYMPHATIQUE.

PAR opposition, je relaterai ici les rudimens incomplets d'une paraplégie mortelle chez un jeune homme d'un tempérament lymphatique :

M. Th...., D.ʳ en médecine, âgé de 27 ans, gros, gras, d'une courte stature, sortit, dans le cours de janvier 1829, au milieu de la nuit et tout en sueur, d'un bal où il avait beaucoup dansé. Ayant un long trajet à parcourir pour regagner son domicile, il monta dans un fiacre et rentra glacé chez lui. Il s'y mit au lit, parvint à s'y réchauffer, et se réveilla, le lendemain un peu tard, dans un état complet de paraplégie. La sonde, les lavemens et les purgatifs calmèrent ses besoins les plus urgens ; les moxa ne furent pas oubliés. Il partit de Paris, dès le retour des chaleurs, pour aller aux eaux de mer, qui ne produisirent aucun résultat favorable, et enfin, dans les premiers jours de septembre, arriva à Bourbonne.

Obésité remarquable, amplitude énorme du ventre, voracité dans les repas, impotence complète des membres abdominaux, du rectum et de la vessie, somnolence perpétuelle, abattement moral extrême dans l'état de veille ; tels étaient chez ce jeune et intéressant malade les symptômes les plus remarquables. Appelé en consultation pour lui, je trouvai le physique et le moral dans un état d'affaiblissement indicible. Cependant, au bout de quelques jours de bains, de douches et d'usage des eaux à l'intérieur, la vessie commençait déjà à retrouver son ressort ; il urinait volontairement parfois, et les matières fécales reprenaient leur cours. Je lui conseillais de demeurer à Bourbonne, et de ne pas s'exposer aux fatigues nouvelles d'un voyage dont il ressentait encore les effets. Il paraît que c'est peu de jours après son retour à Paris, retour auquel il se détermina quand je l'eus quitté, qu'il a succombé, moins à sa paraplégie, qu'à une véritable attaque d'apoplexie cérébrale, qui a terminé tous ses maux, au printemps de sa vie.

Nous bornerons là nos observations sur les deux grandes classes de paralysie qui affectent le corps humain. Mais après avoir remarqué que l'hémiplégie, ou la paralysie d'une moitié latérale du corps, dépend d'une affection plus ou moins grave du côté opposé du cerveau, et que la paraplégie, ou bien la paralysie des extrémités inférieures est également le résultat d'une maladie du rachis ou de la moelle allongée, nous ajouterons que ces deux causes moins intenses peuvent donner lieu à des paralysies partielles d'un membre, ou même d'une portion d'un membre, et que ces affections réclament les mêmes moyens curatifs. Nous en pourrions facilement citer de nombreux exemples. Quelquefois aussi, l'affection des ganglions nerveux qui fournissent au système musculaire, peut elle-même donner naissance à une vraie paralysie des parties auxquelles ce nerf se distribue, et la gravité de l'accident dépendre de celle de la maladie qui lui a donné naissance. Nous verrons fréquemment ce cas, surtout dans l'immense cathégorie des névralgies rhumatismales, qui paraissent attaquer de préférence le névrilème, c'est-à-dire l'enveloppe extérieure des nerfs.

Il nous reste à dire sur les deux grandes divisions de paralysie que nous venons d'examiner, que dans les paralysies complètes, c'est-à-dire dans celles où le mouvement et la sensibilité ont été totalement éteints, les mouvemens reparaissent long-temps avant la sensibilité, et qu'alors même, on ne doit pas considérer la maladie comme entièrement détruite, mais qu'il faut continuer l'emploi des moyens qui ont procuré ce premier pas vers une guérison parfaite. C'est dans ces cas que les malades se plaignent de l'interposition d'un corps mou, tel qu'un gant, un linge, etc., entre les extrémités nerveuses et les objets soumis à leur contact.

Nous avons déjà dit, en commençant cet article, qu'il existait un troisième centre nerveux, source de la vitalité, et conséquemment siége de la paralysie plus ou moins prononcée des organes intérieurs, qui est le nerf trisplanchnique. Nous reviendrons plus tard sur cette matière, en passant en revue les différentes maladies atoniques qui attaquent ces organes.

CHAPITRE II.

DES MALADIES CHRONIQUES DU TISSU FIBREUX.

****

On désigne sous le nom de tissu fibreux, cet appareil organique à structure serrée, de couleur blanche ou grisâtre, qui partant de la surface des os, dans lesquels il s'implante sous la désignation de périoste, fournit des expansions infinies aux parties molles ; expansions qui prennent suivant leur configuration et leurs fonctions les noms de tendons, d'aponévrose, de tuniques fibreuses, etc. Cet appareil forme des enveloppes à beaucoup d'organes, et fournit à tous, des points innombrables d'adhérence avec la charpente osseuse du corps humain.

Cette irradiation multipliée du tissu fibreux dans tout l'organisme, entraîne aussi des complications infinies de ses maladies, soit avec les os, les muscles, leurs points d'insertion ordinaire ; soit avec les autres tissus dans lesquels ils se confondent, comme les séreux dans le péri-

carde, la tunique vaginale, etc. : ou les glanduleux, comme dans les uretères, la portion membraneuse de l'urèthre, les trompes de fallope, etc.

Les tissus fibreux paraissent jouir, dans l'état
sain, de très-peu de sensibilité, mais ils en
acquièrent une extrême dans l'état pathologique.
Nous allons passer en revue leurs différentes
affections chroniques.

§. I.

DU RHUMATISME.

On doit le définir comme une maladie qui peut
affecter, sans cause apparente, presque tous les
organes, mais plus spécialement ceux où le tissu
fibreux prédomine, tels que les muscles, les
surfaces articulaires, les membranes du cerveau, etc.

Le rhumatisme a pour type, de causer des
douleurs plus ou moins vives, continues ou intermittentes, fixes ou vagues, accompagnées
ou non, de rougeur, de gonflement des parties
affectées et d'état fébrile ; et d'être d'une grande
mobilité et d'une extrême tendance à la récidive.
Il reconnaît pour causes, les professions et les
divers états de la vie, où la peau et les organes

subjacens sont les plus exposés aux variations de
température et surtout au froid et à l'humidité ,
la carrière militaire , celle de marin , etc. etc. ;
l'habitation des îles (et il en est quelques-unes
où il est même endémique) ; l'abus des liqueurs
spiritueuses , un air imprégné de substances minérales , telles que le plomb , le cuivre , etc. ; la
suppression de la transpiration générale , et surtout de celle des pieds et des aisselles , l'onanisme
avant la puberté , les habits d'été trop promptement substitués à ceux d'hyver , l'alternative des
bottes et des bas , le sommeil dans un lieu frais
et humide, la suppression des règles, de la dyssenterie , du flux hémorroïdal , un chagrin vif et
prolongé , la répercussion des vices psorique ,
syphilitique , arthritique , scorbutique ; la congélation des membres , les coups , les chutes ,
les luxations , la fracture des os , etc., etc., etc.

On voit par la multiplicité de ces causes, qu'il
ne doit point être , et il n'est point en effet
de maladies plus communes que le rhumatisme; puisqu'il forme de nos jours, à lui seul, la
14ᵉ partie des infirmités qui attaquent l'espèce
humaine. Connu des anciens qui l'ont confusé-
ment décrit et souvent confondu avec l'arthritis , ou la goutte , divisé en rhumatisme
simple et en rhumatisme goutteux ou arti-

culaire, dans le moyen âge ; ce n'est qu'au
16ᵉ siècle, qu'on en a reconnu parfaitement le
caractère, les symptômes et les complications
infinies. Peut-être que la découverte de l'Amé-
rique, l'invention de l'alcool, l'apparition de la
vérole, etc., etc., en multipliant les causes du
rhumatisme, arrêtèrent les yeux sur cette affection, jusqu'alors si négligée; depuis-lors il est peu
de maladies sur la nature desquelles on ait établi
autant de systèmes.

Sans entrer dans aucune discussion sur une
matière aussi ardue, et qui nécessiterait à elle
seule des volumes, je me bornerai à dire, que
toutes les causes soit internes, soit externes,
qui peuvent occasioner dans un ou plusieurs des
points de l'organe cutané, un spasme nerveux,
une sorte d'érétisme assez prolongé, pour que
ces parties demeurent quelque temps privées de
l'excrétion insensible qui leur est particulière,
peuvent aussi, par cela même, donner naissance
à un rhumatisme plus ou moins aigu dans l'origine. Si l'on m'interroge sur la manière dont je
conçois cette humeur rhumatismale, objet de
tant de controverses et que beaucoup de médecins révoquent en doute en ce moment; je dirai,
que l'humeur excrémentielle cutanée, retenue
dans le derme et dans les tissus fibreux subja-

cens, s'y accumule, s'y condense, y comprime
les ramifications capillaires, sanguines et nerveuses, et y excite, par son action de corps
devenu étranger à l'économie, une sorte d'inflammation douloureuse, particulière aux membranes fibreuses, et analogue au phlegmon des
cellulaires; d'où résulte un état fébrile et un rhumatisme plus ou moins aigu, suivant la nature,
la sensibilité et l'étendue des parties affectées. Je
considérerai ensuite cette matière hétérogène,
produit de l'inflammation, étendue avec plus ou
moins de lenteur par l'afflux des liquides, puis
portée dans la circulation par l'action des absorbans, et communiquant avec l'espèce de levain
qu'elle y verse, sa faculté assimilatrice aux fluides
secrétoires : de là sa transmission à tout le
système fibreux, et souvent à celui des membranes
fibro-séreuses et fibro-muqueuses, et l'apparition
successive de symptômes d'irritation dont le
rhumatisme est la véritable origine. Si, par des
causes particulières, cette humeur viciée, au
lieu de se borner aux tendons, aux capsules articulaires et aux aponévroses, comme cela arrive
le plus fréquemment, attaque le névrilème fibreux
de quelques gros troncs, tels que le nerf sciatique, les paires lombaires, intercostales, etc.;
alors surviennent des accidens infiniment plus
douloureux, auxquels on a donné les noms par-

ticuliers de névralgie, sciatique, lombaire, pleu-
rodynique, etc., dont beaucoup d'auteurs ont
augmenté leurs cadres nosographiques, mais qui
n'en sont pas moins de véritables rhumatismes.
Dans plusieurs cas, il en résulte une impotence
momentanée, ou au moins douleur et gêne des
muscles auxquels se distribuent les nerfs affectés.

Des détails anatomiques, et surtout d'anatomie pathologique, rendraient bien plus fidèle-
ment l'idée que je me forme des causes pro-
chaines des douleurs rhumatismales; on y verrait,
dans les terminaisons heureusement rares, de
rhumatisme, qui portent le nom de dépôts par
congestion, les membranes fibreuses couvertes
d'une matière *sui generis*, d'une nature toute
différente de celle du pus ordinaire, cazéeuse,
fluide, filamenteuse, fétide, attaquant le périoste
et rongeant les os, etc. On reconnaîtrait par ces
exemples extrêmes, et l'espèce de parties qu'affecte le rhumatisme, et l'altération morbifique
qu'il produit sur ces tissus; soit que, comme dans
ces cas malheureux, la maladie soit irrémédiable;
soit que, ce qui arrive presque toujours, on puisse
expulser le virus rhumatismal de l'économie.
Maintenant, que l'on donne à cette humeur, à
cette matière, à cette transpiration dégénérée, le
nom qui plaira le plus aux partisans des nouvelles

théories, il n'en est pas moins vrai qu'elle a, de même que les virus arthritique, psorique, herpétique, syphilitique, scorbutique, etc., etc., ses lieux d'élection, ses métastases, sa transmission héréditaire, ses combinaisons avec ces différentes diathèzes ; et qu'elle nécessite, ainsi qu'elles, des moyens bien connus pour son expulsion. Quant à cette habitude nerveuse d'irritation, que quelques médecins regardent comme la cause du retour des paroxismes rhumatismaux : en adoptant même leur opinion, on serait encore loin d'expliquer l'origine et l'invasion de la maladie ; mais ces accès sont communément tellement irréguliers, que ce serait vouloir retomber dans l'absurde et dans des hypothèses sans fin, que d'y recourir pour se faire une idée raisonnable de ces récidives.

Sans nous occuper davantage de théories, nous extrairons des nombreux matériaux que nous possédons sur cette maladie, quelques-unes des observations les plus saillantes de rhumatisme simple ou compliqué avec d'autres affections maladives, et qui ont été traités par les eaux de Bourbonne. Il est inutile de répéter ici, que l'on ne doit y recourir, que lorsque le rhumatisme est à l'état atône et chronique.

OBSERVATION VIII.

RHUMATISME AIGU, PASSÉ A L'ÉTAT CHRONIQUE.

Je copie textuellement la déclaration écrite du malade.

» En 1824, au mois de mars, j'éprouvai un
» malaise général, que j'attribuai à une partie
» de chasse dans les marécages de Dunkerque,
» et qui avait duré tout le jour. Le temps était
» superbe pour la saison. Malgré un régime ob-
» servé rigoureusement, ce malaise augmenta.
» Je ressentis, peu après, des douleurs aigues,
» depuis l'articulation de la cuisse jusqu'au ge-
» nou. Bientôt les douleurs se fixèrent dans
» l'aîne et dans les reins, et plus particulière-
» ment du côté droit. Je fus presque aussitôt
» privé de l'usage de mes membres, et surtout
» dans l'impossibilité de marcher. Une fièvre
» bilieuse vint aggraver mon état; je la conser-
» vai vingt-quatre jours. Pendant ce temps, mes
» mains, mes pieds et mes genoux se tuméfiè-
» rent alternativement et à plusieurs reprises.
» Ma maladie dura quarante-cinq jours. Je restai
» long-temps faible; ma convalescence fut pé-
» nible et lente. Je repris enfin quelques forces.

» Je voulais, au moment de ma guérison, venir
» prendre les eaux; mais on s'y opposa en m'ob-
» servant que, sortant à peine de maladie, elles
» me seraient plutôt nuisibles qu'avantageuses.
» On me conseilla d'attendre un an; mais diffé-
» rentes circonstances, indépendantes de ma vo-
» lonté, ont prolongé ce départ jusqu'en 1826.
» Depuis mon rétablissement, je n'ai ressenti
» de douleurs bien vives que durant les hyvers,
» l'espace de dix à douze jours à chaque reprise.
» Elles s'étaient fixées dans la cuisse droite ;
» mais dans les temps humides, je souffre tou-
» jours quoique faiblement. Le mal n'a pas de
» siége fixe : il se porte dans les bras, les jambes,
» les pieds, et souvent j'éprouve une sensibi-
» lité extrême aux parties latérales des genoux,
» des coudes, aux sommités des épaules, ou dans
» les clavicules. Les articulations supérieures des
» cuisses semblent plus particulièrement attein-
» tes; c'est toujours de là que paraît partir le
» mal : jamais je ne souffre dans une partie
» quelconque, que celles-là ne soient attaquées
» les premières. Je crois aussi que mon esto-
» mach est quelquefois affecté; cependant, mal-
» gré le malaise que je ressens parfois dans cette
» partie, je n'ai jamais eu de digestions pénibles.
» Je mange ordinairement peu, mais avec plus
» de réserve encore dans ces circonstances.

» Depuis l'invasion de ma maladie, je n'ai ja-
» mais été huit jours sans ressentir de vives dou-
» leurs dans les reins, et j'ai, chaque année, une
» forte éruption de cloux. »

» Je n'ai jamais eu de maladies cutanées ni
» vénériennes. »

M. le chef d'escadron G...., qui a rédigé cette
note, était, en 1826, un homme de quarante-
cinq ans, d'une force et de formes athlétiques.
Le rhumatisme aigu qu'il avait éprouvé, se ter-
mina par un rhumatisme chronique vague, dont
il se guérit complètement par deux saisons des
eaux de Bourbonne; tandis qu'il eût probablement fait un voyage infructueux et pénible, s'il
n'eût pas suivi le conseil du médecin instruit,
qui retarda son voyage après la première invasion de la maladie. J'ai eu depuis occasion
d'avoir, chaque année, de ses nouvelles. Il a toujours joui d'une santé parfaite, et n'a pas éprouvé
le moindre retour de ses douleurs.

OBSERVATION IX.

DOULEURS RHUMATISMALES GÉNÉRALES, CHRONI-
QUES ET COMPLIQUÉES D'AFFECTIONS INTÉRNES.

M. S... ancien officier d'artillerie de marine,
âgé de 43 ans, homme de grande taille, mais

d'une maigreur et d'une faiblesse extrêmes, vint à Bourbonne dans le mois de juin 1828, pour y faire usage des eaux thermales. Le mémoire à consulter du docteur qui l'avait vu dans sa dernière maladie porte : atteint de *catarrhe pulmonaire chronique tendant à la pneumonie.*

Avant de pouvoir me déterminer à administrer les eaux à ce malade, voici les détails que je recueillis à diverses reprises de sa bouche et à son lit.

M. S... était, depuis 20 ans, atteint de douleurs violentes qui, du bras gauche, où elles avaient considérablement augmenté depuis leur invasion, avaient gagné toute cette partie latérale du corps, depuis la tête jusqu'aux pieds, en simulant une véritable hémiplégie.

Il avait été à plusieurs reprises traité par les vésicatoires et des sangsues répétées, principalement à l'époque de l'automne, où ses douleurs reparaissaient régulièrement et avec le plus de violence.

En mars 1827, M. S.... avait fait une chute terrible, qui lui avait occasioné une longue maladie, dont la suite était depuis lors un vomissement continuel de matières bilieuses, porracées. Cette maladie avait été suivie d'un catarrhe

pulmonaire intense. A ces deux symptômes très
fatigans, s'étaient jointes, depuis le mois de décembre, des douleurs rhumatismales générales : il avait
été 90 jours sans pouvoir faire aucun mouvement
de ses membres, avait perdu le sommeil, l'appétit, et était tombé dans cet état d'amaigrissement,
de marasme, et de fatigue au moindre mouvement, surtout dans les articulations, etc.

Les divers traitemens suivis avaient été différens sirops, les bouillons de colimaçons, le
lait de chèvre, les vésicatoires, les sangsues
souvent appliquées au côté gauche de la poitrine,
trine, les sirops de guimauve, de tolu et de kina
mêlés ensemble, les linimens volatils, etc. D'après
cette déclaration, je crus pouvoir tenter chez
ce malade l'emploi des eaux en bains. Bientôt
comme elles produisaient un bon effet, qu'elles
avaient fait cesser les vomissemens et diminué
la toux, je les continuai en douches sur toute
la périphérie. Ce ne fut qu'à la 2e saison que
j'osai hasarder l'eau thermale en boisson : non-
seulement elle passa bien, mais la vie parut
revenir avec elle. M. S... continua ces moyens
durant quatre saisons, interrompues seulement
par les repos ordinaires, et ne quitta les eaux,
qu'après avoir recouvré une santé préférable à
celle qu'il avait eue depuis bien des années.

Ayant eu plusieurs fois occasion pendant les dix mois qui suivirent son traitement, d'avoir de ses nouvelles, et de savoir qu'il se trouvait parfaitement de l'effet consécutif des eaux; j'avoue que je ne m'attendais pas à le revoir l'année suivante (1829), avec le teint fleuri, la force et l'embonpoint qu'il me présenta à son retour à Bourbonne, le quatre juillet de cette année. M. S... fit encore usage d'une saison des eaux, n'en éprouvant réellement qu'un besoin de reconnaissance.

OBSERVATION X.

RHUMATISME GÉNÉRAL , COMPLIQUÉ D'INFLAM-
MATION DE LA MUQUEUSE DES PREMIÈRES
VOIES , etc.

Relation du malade lui-même.

« Je suis âgé de quarante ans; dans mon
» enfance je n'eus jamais de maladies. En 1808,
» étant au service, j'eus la fièvre, mais sans
» aucune suite fâcheuse. En 1811, je passai
» plusieurs fois les fleuves à la nage , au gros de
» l'hiver, et par les plus grands froids. En 1812,
» je passai six fois à travers les glaces, la rivière
» d'Orbigo, pour sauver trois malheureux qui se
» noyaient. En 1816, j'embarquai pour l'Afrique;

» je fus des naufragés de la Hondaye : je traversai
» pendant dix-neuf jours le désert du Sahaara,
» ne buvant que l'eau de mer, et vivant de
» mouches jurives : j'arrivai au Sénégal dans le
» plus triste état, sans que les chaleurs de cin-
» quante-cinq à soixante degrés m'eussent pro-
» duit autre chose que des ulcères occasionés
» par l'ardeur du soleil. J'eus durant neuf ans
» que je restai en Afrique, la fièvre et fréquem-
» ment la dissenterie.

» En 1824, je fus envoyé par le gouvernement,
» près le roi d'une tribu maure, pour y traiter
» de paix. Pour arriver à lui, je passai force
» marigots à la nage, marchant la nuit et le
» jour. Les fatigues et les privations de toute
» espèce me redonnèrent la dyssenterie, que
» j'apportai en France en 1825 : le mal de mer,
» celui de dents, dont je perdis quatre, et la
» dyssenterie me rendirent la traversée fort
» pénible. Traité six mois à Montpellier sans
» soulagement, je rejoignis mon régiment
» (10ᵉ d'infanterie légère), à Phalsbourg.
» En 1827, détaché à Bitche au fort de l'hyver,
» la dyssenterie fut arrêtée, mais fut remplacée
» par une éruption universelle de boutons, dont
» je conserve encore les traces. La dyssenterie
» reparut durant un mois, mais a enfin cessé
» entièrement. Beaucoup de bains de sulfure de

» potasse avaient fait disparaître mes boutons ;
» il leur succéda des douleurs musculaires dans
» les jambes, à l'épaule droite et jusque dans
» les os.

» En 1828, je pris à Paris des bains de vapeurs
» et d'eau factice, au nombre de quarante, sans
» amélioration sensible. De retour à mon régi-
» ment, les douleurs ont tellement empiré, qu'il
» m'est impossible de pouvoir marcher : les nerfs
» sont sensibles et tendres; mes jambes faiblissent
» et maigrissent visiblement, etc. »

M. P.... qui a rédigé la note de son intéressante
te et grave maladie, n'arriva à Bourbonne, que
le 1.er août 1828, et en sortit guéri à la fin de
septembre, après deux saisons de l'usage des
eaux.

OBSERVATION XI.

RHUMATISME SCIATIQUE ET LOMBAGO PAR CAUSE EXTERNE.

M. D'H..., riche propriétaire Niverniste, âgé
de quarante-deux ans, d'un tempérament sec
et nerveux, et dont chaque mouvement musculaire avait, en parfaite santé, l'apparence d'un
ressort en détente, était venu à Bourbonne, il
y a dix ans, pour une sciatique chronique, dont
il avait été guéri, et dont il n'avait plus depuis

éprouvé la moindre récidive. En 1828, voulant aider deux ouvriers de sa maison, à descendre un foudre dans son cellier, il se plaça en avant, et le pied ayant manqué à l'un deux, M. D'H... supporta à lui seul le poids de l'énorme machine. Ses efforts musculaires furent infructueux ; il fut renversé, et ce fut un hasard de localité seul qui lui sauva la vie. Transporté dans son lit, et tout froissé de sa chute, on lui administra les secours que nécessitait son état ; mais il en résulta une attaque de lombago et de sciatique, qui força le malade à se tenir courbé dans la station et avec des douleurs tellement vives, qu'il ne trouvait durant les nuits même aucun instant de repos. Ce fut en cet état, que soutenu par deux béquillards, et couvert de flanelle de la tête aux pieds, M. D'H... arriva à Bourbonne le 6 juillet 1829, après six mois de souffrances. Les douches, les bains, l'usage de l'eau à l'intérieur eurent bientôt allégé cet état pénible. Il ne lui restait plus guère qu'une gêne dans les mouvemens de rotation de la colonne vertébrale, lorsque sortant de l'étuve il s'exposa imprudemment au froid, et ce fut à la tête et au col que se portèrent instantanément les douleurs. M. D'H... marchait parfaitement et exécutait tous ses mouvemens musculaires avec cette souplesse élastique qui lui était particulière dans

l'état de santé : aucune de ses fonctions organiques n'était altérée ; mais il éprouvait souvent
des douleurs de torticolis et de gravedo, qui lui
rendaient les nuits insupportables. Sa tête alors
lui paraissait avoir acquis un poids énorme, et ce
n'était qu'à l'aide de ses mains et avec une gêne
inexprimable, qu'il venait à bout de lui faire
changer de position sur son oreiller. Les ventouses sèches, un liniment anodiné camphré,
la continuation alterne des bains, des douches
et des étuves, en prenant de plus grandes précautions à sa sortie, diminuèrent insensiblement
ces nouvelles douleurs, etc. M. D'H... quitta
Bourbonne, le dix-neuf août suivant, avec tous
les signes de la santé la plus robuste, et la plus
parfaite.

OBSERVATION XII.

RHUMATISME ARTICULAIRE, SUITE DE BLENHORÉE RÉPERCUTÉE.

Relation du malade.

« Ma maladie a commencé à Paris en 1824 ;
» jusqu'alors je n'avais jamais été malade, ni
» ressenti aucune douleur. C'est dans les cuisses
» que les douleurs ont commencé à me prendre,
» mais elles ont descendu dans les chevilles, qui

« se sont, ainsi que les pieds, tellement enflées,
» que mes jambes ont cessé de faire aucun service.
» Après avoir été traité par tous les relâchans
» possibles, bains, saignées, etc., j'eus recours à
» M. Dupuytren, qui me fit prendre soixante
» frictions mercurielles sur les parties souffrantes.
» Ce traitement avait assez bien réussi ; il ne me
» restait plus de douleurs que lorsque le temps
» voulait changer, et des lassitudes continuelles
» dans les pieds, mais plus d'enflure. C'est à
» cette époque (juin 1826), que je suis venu
» prendre les eaux de Bourbonne. Je m'en suis
» très-bien trouvé, et dans l'espace d'un mois
» et demi, je n'éprouvai plus aucune douleur. J'en
» partis sur la fin de juillet très-bien portant, et
» j'ai resté dans cet état jusqu'à la fin d'octobre.
» A cette époque j'ai eu une rechute, mais beau-
» coup plus grave que la première maladie. Je
» suis demeuré cinq mois sans pouvoir remuer
» ni bras ni jambe ; cette rechute a offert les
» mêmes symptômes que la première fois, à la
» différence que mes genoux sont devenu très-
» gros, et que depuis je ne me courbe que
» très-difficilement. Le siége de mes douleurs
» est maintenant dans les genoux et dans les
» talons ; depuis le retour du printemps, je suis
» toujours allé de mieux en mieux : cependant
» il me serait impossible de rester un quart

» d'heure debout en place. Les différens méde-
» cins ou chirurgiens qui m'ont vu, ont toujours
» traité ma maladie de rhumatisme goutteux ;
» mais moi je ne l'attribue qu'à une gonorrhée
» que j'ai gardé cinq ans sans la traiter, et qui a
» disparu d'elle-même. »

M. M... qui fait le sujet de cette observation, est un jeune homme de trente ans, vigoureux et robuste ; il est revenu trois fois aux eaux de Bourbonne, et la dernière, presque sans aucun besoin. Je l'ai revu deux ans après son dernier voyage, jouissant d'une bonne santé, et ne conservant de ses douleurs que le souvenir. (17)

---

(17) Maintenant qu'on ne considère généralement plus la blennorrée que comme une affection purement locale, il serait difficile de dire le nombre de malades qui arrivent à Bourbonne, avec tous les désordres des plus graves rhumatismes articulaires, par suite de la répercussion de cet écoulement. J'aurais pu même grossir mes observations de paraplégie, guérie à Bourbonne, dans un cas de cette nature, à la suite de trente-deux lavemens, donnés chacun avec une demi-once de baume de copahu, pour obtenir la suppression d'une blennorrée récente chez un homme cinquantenaire fort et vigoureux. Dans ces cas, si la blennorrée est récente et aigue, il faut la traiter comme une inflammation de la membrane muqueuse de l'urèthre ; mais dans les cas de chronicité, on doit recourir aux eaux de Bourbonne, sans attendre les rhumatismes, les dartres et les autres accidens graves qui en seront plus tard les résultats : nous reviendrons sur cette matière à l'article spécial de l'inflammation chronique des membranes muqueuses, quel que soit le local qu'elles affectent.

OBSERVATION XIII.

DOULEURS RHUMATISMALES COMPLIQUÉES D'AFFECTIONS MERCURIELLES.

Relation du malade.

« Je suis sujet à des douleurs rhumatismales,
» dès l'âge de quatorze ans : je crois qu'elles
» sont la suite d'une imprudence commise à
» la chasse. La chaleur m'avait fatigué ; je me
» couchai et m'endormis sous un arbre. De-
» puis, plusieurs traitemens mercuriels n'ont
» fait que les augmenter. Pendant près de
» quatre ans, des ulcères fréquens se sont montrés
» à la verge et à la gorge : les médecins que
» j'ai consultés, m'ont dit qu'ils n'avaient point
» le caractère vénérien, et que ce n'était que
» le résultat de l'effet du mercure. L'année der-
» nière, au commencement de l'hyver de 1828,
» je fus atteint d'un mal de gorge violent, avec
» tuméfaction des glandes environnantes. Il me
» dura long-temps, et ne céda qu'à l'usage que
» je fis, dans cette année, des eaux de Bour-
» bonne. Elles m'ont fait grand bien : les dou-
» leurs ont été moins vives ; les ulcères qui
» m'inquiétaient par leurs fréquentes appari-
» tions, ne se sont montrés qu'une ou deux fois

» depuis , et n'ont duré que huit jours. Tels
» sont les détails que je puis vous donner sur
» ma position et sur l'amélioration de ma santé. »

M. O..., ex-garde-du-corps, qui fait le sujet de
cette observation, est sorti de Bourbonne en
septembre 1829, entièrement débarrassé de ses
ulcères, de la tuméfaction des glandes et de ses
douleurs.

OBSERVATION XIV.

RHUMATISME VAGUE.

Relation du Malade.

« Je suis attaqué de douleurs rhumatismales.
» Les premières atteintes que j'ai eues, à la fin de
» 1822, furent très-violentes ; elles occupaient
» tous les membres. Je fus obligé de changer de
» climat , et me trouvai on ne peut mieux du
» passage du nord au midi. Étant revenu au nord,
» après cinq ans de séjour dans les provinces
» méridionales de la France, mes douleurs re-
» parurent avec intensité , mais vagues , ne
» séjournant que vingt-quatre heures et quel-
» quefois moins, sur la partie momentanément
» affectée. Dans ces cas, le membre rhumatisé
» se gonfle et devient luisant : souvent l'estomach

» est le siége de ces douleurs ; alors la diges-
» tion est nulle , les douleurs vives et l'oppression
» extrême , etc. »

M. L...., à son arrivée à Bourbonne le quinze
juillet 1828 , était un homme de quarante-cinq
ans, paraissant en avoir soixante , pâle , défait,
voûté, se plaignant alternativement de chacun
de ses membres , et vivant avec un régime extrême. Trois mois de séjour à Bourbonne, lui ont
rendu la santé. L'année 1829, passée dans sa province (le département du Nord), n'a pas rappelé
ses douleurs malgré son intempérie, et les digestions ont repris leur cours.

OBSERVATION XV.

RHUMATISME PLEURODYNIQUE ET ARTICULAIRE.

Relation du malade.

« Cette maladie commença par un échauffe-
» ment de poitrine, avec une toux sèche et une
» douleur qui, gênant horriblement la respiration,
» se communiqua insensiblement dans toutes
» les articulations, y produisit de fortes douleurs
» et une inflammation rapide des pieds et des
» mains. Cet état dura trois semaines, et pendant
» ce temps je ne pus me servir de mes bras ni de

» mes jambes, obligé de rester assis, et privé de
» tout sommeil; cela arrivait en janvier 1823. En
» février 1825, 2° invasion, absolument la même
» et sans causes apparentes, mais moins forte que
» la première. 3° invasion en 1827, également
» moins violente, et de moindre durée que
» les précédentes. Chacune d'elles m'a laissé,
» l'espace d'un an, une roideur dans les articu-
» lations, qui m'empêche de supporter aucune
» fatigue. Les remèdes employés à chaque attaque
» ont été de fortes saignées et des vésicatoires. »

M. V...., rédacteur de cette note, est venu, en 1827 et 1828, à Bourbonne; il y a fait trois saisons des eaux, et n'a point depuis-lors éprouvé de retour de ses douleurs.

OBSERVATION XVI.

NÉVRALGIE FÉMORO-POPLITÉE (SCIATIQUE).

Mme De S...., âgée de quarante ans, d'un tempé-ramment nerveux et d'une impressionabilité extrême, se rendit à Bourbonne en 1825, pour une névralgie fémoro-poplitée, dont elle était atteinte déjà depuis deux années.

Elle attribuait cette affection douloureuse, à des chagrins domestiques, et à la suppression rapide des menstrues, qui avaient disparu à la même époque sans aucun retour.

Les symptômes étaient, une douleur extrêmement aigue, vive, déchirante, lancinante par saccades qui, de l'échancrure iliaque gauche, suivait les ramifications du nerf sciatique, et après avoir parcouru vaguement tout le pourtour de l'articulation, se portait sur les jumeaux, et descendait jusqu'aux talons. Ces douleurs laissaient peu d'instans de repos, et réveillaient même la malade en sursaut, quand placée sur le côté droit, elle venait de se livrer au sommeil.

Quoiqu'elle n'eut, à proprement parler, aucune relâche dans son état, néanmoins sa douleur était encore accrue par le changement dans les saisons, ou dans la température de l'athmosphère.

Cet état malheureux avait laissé des traces profondes sur l'intéressante malade, dont la figure amaigrie et sillonnée par les souffrances, annonçait un âge supérieur à celui qu'elle avait réellement, et l'empreinte constante du malaise, ou plutôt de la douleur.

Les remèdes employés durant ces deux années d'angoisse, avaient été les saignées répétées, les sangsues dans le voisinage des parties sexuelles, puis la thérébentine à l'extérieur et à l'intérieur, etc., etc.; mais tous avaient été sans succès.

Mme De P.... arriva à Bourbonne en juillet 1825. Elle y passa un mois seulement, n'en éprouvant qu'un effet très-peu marqué : elle en partit alors, et retourna dans sa terre près de Paris. Ce fut seulement deux mois après, c'est-à-dire en octobre même année, que j'eus occasion de la voir chez elle. Déjà les eaux commençaient à opérer leurs effets successifs : elle me témoigna le regret d'avoir si long-temps différé leur usage, et me donna rendez-vous à Bourbonne en 1826, dès leur ouverture.

Elle y arriva effectivement dans les premiers jours de juin de cette année, ayant vu, malgré la rigueur de l'hyver précédent, diminuer ses douleurs, au point d'avoir repris presque tout ce qu'elle avait perdu en fraîcheur et en santé par sa maladie. Cependant elle était encore sensible aux variations athmosphériques, qui réveillaient par fois un malaise général, et excitaient chez elle un état bien plutôt d'anxiété que de souffrance. Mme De P... passa près de quatre mois à Bourbonne, éprouvant une amélioration journalière dans tout son être. J'ai eu l'honneur de la revoir chez elle en 1827 et 1828 : elle n'a eu depuis aucune rechute, et considère sa guérison comme assurée.

OBSERVATION XVII.

RHUMATISME CHRONIQUE PASSÉ AUX DEUX GENOUX, LOMBAGO, etc.

Relation du malade.

« J'ai fait usage des eaux de Bourbonne en
» 1824 : j'avais alors un rhumatisme extrême-
» ment douloureux qui, après avoir affecté,
» tantôt une partie, tantôt une autre, s'était fixé
» depuis 1822, sur les lombes.

» J'obtins, par l'usage des eaux, ce que n'avait
» pu me procurer aucun traitement. Les bains
» de vapeur, les sangsues en masse, les ven-
» touses, les frictions de toute nature, ne m'a-
» vaient offert qu'un soulagement de peu de
» durée. Les eaux de Bourbonne me rendirent
» entièrement la santé pendant deux années.
» Je recommençai à souffrir en octobre 1826.
» Mes maux de reins ne sont plus aussi aigus :
» je ne souffre plus que d'un côté, ce qui me
» laisse la faculté de me mouvoir quoique diffi-
» cilement ; mais il m'est survenu une autre
» infirmité. Il semble que le fluide rhumatis-
» mal se soit divisé, et qu'il soit venu se fixer
» dans les genoux ; c'est principalement, ce

» qui m'a fait prendre le parti de venir aux
» eaux. Mes genoux enflent ordinairement l'un
» après l'autre : il n'y a pas de rougeur, et ces
» parties ne sont pas douloureuses au toucher ;
» mais il résulte de ce gonflement une telle
» faiblesse, que je ne puis, sans une extrême
» difficulté, monter ni descendre, et si je fais
» un faux pas, si je glisse, si j'éprouve une se-
» cousse quelconque, alors je ressens une dou-
» leur tellement aiguë, qu'il me semble qu'un
» boulet de canon m'emporte les deux rotules.
» La faiblesse des genoux est telle que je ne puis
» m'enlever pour monter à cheval, et qu'il me
» serait impossible de gravir les degrés d'un es-
» calier, si mes mains ne trouvaient un point
» d'appui. »

M. V..., bel homme et dans la force de l'âge,
arriva à Bourbonne en juin 1828. Il y séjourna
deux mois, et quoique, durant ce temps, une légère affection gastrique l'eut retenu près de 15
jours, sans pouvoir faire usage des eaux, il n'en
sortit pas moins débarrassé de toutes ses douleurs. A la fin de l'année 1830, il n'avait encore
éprouvé aucune récidive.

OBSERVATION XVIII.

SCIATIQUE PRIMITIVE, etc.

Relation du malade.

« Dans l'hyver de 1817, une douleur à la han-
» che droite se déclara, et me retint 50 jours
» au lit. Les frictions et les bains de vapeur y
» apportèrent quelque soulagement ; mais ce ne
» fut que deux mois après que je pus marcher
» librement et sans béquilles. J'eus tous les
» hyvers suivans de pareils ressentimens.

» En 1823, ce rhumatisme me parcourut tout
» le corps, et se fixa entre les deux épaules. Des
» potions de quinquina et neuf bains de vapeur,
» rendirent la douleur supportable pour quelque
» temps. En 1828, retour de la douleur à la han-
» che : les frictions la firent passer successive-
» ment au ventre, à la poitrine, au cœur, aux
» épaules et aux reins. Mes urines devinrent
» muqueuses durant 4 mois. A la suite de deux
» bains ordinaires, une éruption dartreuse me
» couvrit la poitrine, les cuisses et les poignets ;
» il m'en est resté une petite au-dessus de l'anus.

» Les douleurs revenant toujours à l'époque
» des froids et par les temps humides, je me suis
» décidé à me rendre à Bourbonne. »

M. G.... est venu à Bourbonne, en juillet 1828. Il en est parti après un mois de séjour, sans aucune douleur, sa dartre ayant également disparu. Je l'ai revu en 1830; il n'avait jusques alors éprouvé aucun retour de sa maladie.

OBSERVATION XIX.

DOULEUR TRAPÉZOIDE.

Relation du malade.

« Il y a sept ans que j'ai des douleurs entre
» les deux épaules : elles étaient beaucoup moins
» fortes à cette époque que maintenant. Ce n'é-
» tait seulement que tous les deux ou trois mois
» que j'en avais les atteintes. Depuis, elles sont
» devenues plus fréquentes, et beaucoup plus
» fortes, quoique le siége soit toujours entre les
» deux épaules. Elles se portent assez souvent
» dans la tête ou dans le bas des reins. Je souf-
» fre horriblement quand elles sont dans l'une
» ou l'autre de ces parties. J'ai eu, il y a deux
» ans, deux forts lombago, qui pendant long-
» tems m'ont empêché de marcher, et qui ont
» été soignés, le premier, par des emplâtres de
» poix de Bourgogne, et l'autre, par des vési-
» catoires. Ce second remède m'a beaucoup
» soulagé. »

M. D...., arrivé à Bourbonne dans les premiers jours de juin 1829, y éprouva un tel soulagement dès le premier mois, qu'il y séjourna quatre saisons entières, et ne le quitta qu'entièrement libre de toutes ses douleurs. Il est vrai qu'il est peu de malades qui ait autant aidé sa guérison par son régime et sa conduite pendant l'usage des eaux.

OBSERVATION XX.

RHUMATISME CHRONIQUE PAR SUITE DE CONGÉLATION DES MEMBRES.

Nous avons annoté dans les causes du rhumatisme, toutes celles qui peuvent produire sur la peau un degré d'érétisme un peu prolongé. Parmi ces causes, le froid, et à plus forte raison la congélation des membres, paraissent tenir le premier rang; et nous retrouvons ces rhumatismes dans les tristes débris de la campagne de Russie, instrument encore vivant et souffreteux de la folie des conquêtes, ... *et quorum pars ....fui.* Il n'est pas d'années qui ne nous amène quelques-unes de ces victimes à Bourbonne, et nous pourrions grossir notre recueil d'observations nombreuses de leurs malheurs. Nous nous contenterons d'un seul exemple.

Voici le certificat succinct de l'état dans lequel se trouvait l'officier qui en fait le sujet, certificat délivré par M. le D.ᵉ Second, chirurgien-major du 29ᵉ régiment.

« Je soussigné, etc., certifie que M. N..., ca-
» pitaine de grenadiers au régiment, est atteint
» de rhumatismes chroniques des membres infé-
» rieurs et de la région lombaire, avec douleurs
» très-aigues le long des aponévroses des mêmes
» extrémités, et surtout le long des tendons de
» la face dorsale des pieds, à la moindre va-
» riation de l'athmosphère ; suite de la congé-
» lation des orteils, dont il fut atteint, étant
» prisonnier en Russie.

» Il a fait, sans succès, usage des remèdes
» généraux employés en pareil cas, et des eaux
» factices thermales sulfureuses, en 1824, 1825
» et 1826, en Catalogne, etc. »

M. N..., homme fort et vigoureux, arriva à Bourbonne en juin 1828, le dos voûté,
et éprouvant les douleurs les plus aigues, au
moindre mouvement de la colonne vertébrale.
Ses jambes, également douloureuses, ne lui laissaient aucun repos, surtout durant les nuits.
C'était beaucoup moins la portion musculaire
de ces extrémités, que les os eux-mêmes, dans

lesquels il ressentait des tourmens horribles, et
qui le forçaient à éveiller souvent ses camarades
par ses cris et ses lamentations plaintives. M. N....
n'ayant d'ailleurs aucune autre maladie, fut mis
immédiatement à l'usage extérieur et intérieur
des eaux. La première saison avait déjà presque
anéanti ses douleurs : à la deuxième il reprit une
nouvelle vie; et parfaitement portant, et jouissant
du libre usage de tous ses membres, il ne nous
quitta au commencement de la troisième, que
parce qu'il sut que son régiment partait pour la
Morée. Son colonel lui écrivit vainement qu'il
devait rester à Bourbonne jusqu'à la clôture de
l'hôpital, il n'en voulut pas moins partager les
dangers que ses camarades d'armes allaient courir
dans cette nouvelle entreprise. De retour de Morée,
il n'a jamais éprouvé de récidive de ses douleurs.

OBSERVATION XXI.

RHUMATISME CHRONIQUE COMPLIQUÉ DE GAS—
TRITE CHRONIQUE, etc.

Relation du malade.

« G..., capitaine de voltigeurs au 35ᵉ régi-
» ment de ligne, âgé de quarante ans, a été
» atteint de douleurs rhumatismales, par suite
» de la campagne de 1813 et de celles antécé-

» dentes : il les attribue particulièrement aux
» fatigues de la guerre, et à plusieurs transpi-
» rations arrêtées subitement. Ces douleurs,
» qui s'étaient d'abord fixées aux genoux, aux
» épaules et aux deux bras, avaient disparu à
» la suite de plusieurs traitemens prolongés, et
» d'un grand nombre de bains de vapeurs, qu'il
» a pris en Espagne, pendant deux années de
» suite; mais elles ont reparu de nouveau, et
» sont devenues plus intenses, par suite d'une
» fièvre tierce survenue dans la campagne de
» Morée, et elles se sont fixées principalement
» aux épaules et au dos. Elles se font plus par-
» ticulièrement ressentir au renouvellement des
» saisons et lors des variations de l'athmo-
» sphère.

» A la suite de la fièvre tierce, dont il a
» encore éprouvé de nouveaux accès, il y a
» environ quinze jours, il a éprouvé des dou-
» leurs d'estomach très-violentes, qui l'ont as-
» treint à un régime pendant plusieurs mois.
» Les digestions s'opèrent encore difficilement,
» sur-tout lorsqu'il mange de la viande. »

L'officier, qui fait le sujet de cette observation, arriva à Bourbonne dans les premiers jours
de juin 1829. Sa maigreur, son teint plombé et
livide, son corps voûté et se soutenant à peine,

tout, chez lui, annonçait un âge bien supérieur à celui qu'il se donnait, ainsi que l'empreinte de profondes souffrances. Il ne prit les eaux thermales qu'à l'extérieur, ne put faire usage que de trois soupes au lait dans chaque journée, durant les deux mois qu'il séjourna à Bourbonne; et frais, dispos et ne se ressentant en aucune manière, de sa gastrite, de sa fièvre, ni de ses douleurs, il me quitta dans les derniers jours de juillet, me promettant de suivre un régime que je lui prescrivis, durant quelque temps au moins, après l'usage des eaux. J'ai appris depuis que, dans la route même, il s'en était dévié, et n'en avait éprouvé aucun mauvais effet.

Passato il pericolo . . . . . .

Avant de passer à un troisième ordre de maladies dans le cadre nosographique que je me suis tracé, je dois annoter, sur celles qui nous occupent, quelques observations qui ont échappé peu de médecins, et que j'ai pu souvent répéter sur les nombreux rhumatisés qui, de toute part, affluent aux eaux de Bourbonne.

La première, c'est que dans un grand nombre de cas, les douleurs qui se font ressentir aux membres pectoraux, et surtout aux épaules, ne sont que symptômatiques d'affections internes, appartenant à la rate, lorsque c'est le bras gauche qui est endolorié, et au foie lorsque c'est le membre droit. Il en est de même des douleurs des membres abdominaux, que déterminent des lésions plus ou moins graves, des reins, de la vessie, des testicules, de la matrice, des vésicules séminales, etc. On les confond souvent à tort avec des douleurs rhumatismales simples de ces parties.

La deuxième est que, le rhumatisme attaquant spécialement les tissus fibreux, les organes internes qui en sont pourvus ou recouverts, sont sujets à cette maladie, et peuvent éprouver, de l'un à l'autre, des métastases plus ou moins douloureuses et plus ou moins dangereuses, selon le degré d'irritabilité et la nature de l'organe affecté. Ainsi les membranes du cerveau et celles qui, sous le nom de névrilème, recouvrent les nerfs qui donnent la vie et le mouvement aux parties, les reins, les testicules, la verge, etc , etc., etc., peuvent, aussi-bien que les tendons et les aponévroses des muscles, les os et les capsules articulaires, être le siége ou le lieu de transport d'un rhumatisme, simuler des maladies organiques de ces viscères, et en rendre le pronostic plus plus ou moins incertain. Nous avons vu même dans d'autres cas, une affection rhumatismale bien prononcée, se porter sur les vaisseaux sécréteurs du lait dans les seins, et donner à la maladie toutes les apparences d'un cancer commençant. Les auteurs ont décrit ces différentes circonstances, lorsqu'elles sortent du cercle du système moteur, comme des maladies particulières à chacun de ces organes : tandis que ce ne sont que de vrais rhumatismes qui, doivent être bien reconnus et traités comme tels par les eaux de Bourbonne, lorsqu'ils sont passés à l'état chronique.

§ 2.

Au nombre des maladies du tissu fibreux, susceptibles d'être guéries par l'emploi des mêmes eaux, doivent être rapportées celles qui proviennent de la rigidité, soit naturelle, soit acquise, de la fibre musculaire : telles sont l'aménorrhée et la stérilité, lorsqu'elles dépendent de l'excès d'élasticité de l'organe utérin et de ses dépendances : telles sont aussi la dysurie et la constipation, quand elles reconnaissent pour causes la roideur maladive des fibres musculaires de la vessie et des conduits fibro-séreux des urétères, ou celle du muscle annulaire qui termine le rectum.

9

A la même classe appartiennent les rétractions maladives des tendons, des muscles, et généralement celles de toutes les parties charnues. Le défaut de mouvement ou les cicatrices, quelqu'en soit l'origine, en épaississant le tissu cellulaire et les muscles, leur confèrent ainsi la consistance et toutes les autres propriétés des tissus fibreux.

Nous terminerons ce chapitre, par l'examen des maladies de la charpente osseuse, qui forme la base et le point d'union de tout ce système; et nous verrons dans les douleurs ostéocopes, les exostoses, la carie, les entorses, et les luxations, les cas, où les eaux de Bourbonne peuvent être employées avec succès.

DE L'AMÉNORRHÉE ET DE LA STÉRILITÉ.

L'aménorrhée est l'absence ou l'interruption maladive du flux menstruel chez les personnes du sexe, à l'âge et à l'époque où il devrait exister dans l'ordre naturel. Beaucoup d'autres causes peuvent entraîner la stérilité; mais celle-là seule est tellement appréciable, que l'on peut émettre comme un axiôme certain, *qu'il n'y aura jamais conception, là où existe aménorrhée complète.* Cette absence ou cette interruption contre nature du flux menstruel, dépendent très-souvent de la rigidité des fibres de la matrice, et sont fréquemment aussi compliquées de symptômes hystériques. Je renvoie le lecteur aux nombreuses et intéressantes observations du D.ʳ CHEVALIER, sur les effets heureux, produits par l'emploi des eaux de Bourbonne, dans ces deux maladies, sur lesquelles je reviendrai moi-même en partie, en traitant, dans le chapitre destiné à l'examen des tissus glanduleux, de leurs affections successives, lorsqu'elles sont abandonnées aux seules forces de la nature.

Il arrive plus fréquemment encore que, sans qu'il y ait aménorrhée, ni stérilité absolue, les résultats sont cependant les mêmes, et d'autant plus fâcheux, que la femme qui a conçu, et qui a acquis l'espoir d'être mère, perd son fruit avant le terme fixé par la nature. Cette circonstance se présente particulièrement chez celles qui, ayant fait une ou plusieurs fausses couches, à des époques indéterminées de leur grossesse, et par des causes quelconques, ont acquis par ce fait même, et par le degré de dilatation bornée de l'organe utérin, la presque certitude de fausses couches subséquentes. Dans ces cas très-communs, et lorsqu'il existe déja conception nouvelle, tous les médecins se sont accordés à recommander la position horisontale et le repos absolu : mais si ce moyen était encore insuffisant, la femme qui, a éprouvé de semblables malheurs, trouverait un remède assuré dans l'usage intérieur et extérieur des eaux de Bourbonne, non depuis la conception, mais avant l'apparition d'aucun symptôme de grossesse. Nous nous contenterons de donner une seule observation sur cette matière importante.

OBSERVATION XXII.

PART HEUREUX, APRÈS DEUX FAUSSES COUCHES.

Mme T..., âgée de vingt-cinq ans, femme de petite taille, brune, vive, et de complexion robuste, arriva en juin 1828 à Bourbonne. Elle avait eu dans les deux années précédentes, deux fausses couches au troisième mois de sa grossesse, et redoutait les embrassemens de son époux, dans l'appréhension d'un troisième malheur. Elle prit, durant deux mois seulement, les eaux, en boisson, en bains et en injections utérines. Mme T... a conçu deux fois depuis cette époque, et bien que son extrême pétulance l'ait empêchée de prendre les précautions que je lui avais indiquées à son départ, elle a porté à terme les deux fruits de ces deux nouvelles grossesses.

DE LA DYSURIE ET D'UN GENRE RARE DE CONSTIPATION.

Les mêmes causes, c'est-à-dire la rigidité des fibres de la vessie, peuvent donner lieu à la dysurie, ou à l'émission douloureuse des urines. Cette rigidité peut être le résultat d'une inflammation chronique de la vessie, par des coups reçus sur cette partie, ou par la présence de calculs dans cet organe, dont le tissu musculaire se racornit, de manière à laisser infiniment peu d'espace à la poche vésicale. A ce dernier cas appartient l'observation qu'a faite sur lui-même le patriarche de la Chirurgie française, le célèbre A. D..., qui après avoir été, comme toute la France le sait, opéré de la pierre par la lythotritie, en 1828, et après avoir fait, sans succès, usage des eaux diurétiques de Contrexeville, est venu en 1830 employer celles de Bourbonne, et y a recouvré l'ampliation de l'organe, la faculté de retenir ses urines, du soir au matin, et conséquemment le repos des nuits et le sommeil que ses nombreux élèves, et toutes les classes de l'ordre social qui ont les yeux fixés sur son existence, croyaient perdus pour lui sans retour.

La constipation dont il s'agit ici ne dépend pas, à proprement parler, du tube intestinal lui-même, mais elle est causée par le rétrécissement contre-nature du sphincter de l'anus. Les matières fécales qui s'accumulent dans la poche énorme que forme alors le rectum, y produisent l'effet d'un poids perpétuel, et occasionnent des accidens plus ou moins graves, dans le bas-ventre d'abord, et successivement dans toute l'économie. Ce cas rare s'est présenté en 1819, dans ma pratique-médicale, chez un officier qui, après avoir commencé par employer de simples bougies, comme suppositoires dilatans, avait fini, avant son arrivée à Bourbonne, par leur substituer des tubes de bois arrondis, de plus d'un pouce de diamètre, dont la présence avait déterminé l'ulcération du sphincter lui-même. Les bains et les douches ascendantes avaient déjà produit les effets les plus heureux chez ce malade, quand la clôture de l'hôpital le força d'interrompre son traitement après deux mois de séjour. Cette observation demeure imcomplète; car quoique cet officier soit encore porté sur le cadre de l'armée, je n'en ai pas ouï parler depuis son départ.

DE LA RÉTRACTION SPONTANÉE DES TENDONS ET DES MUSCLES.

Dans certains cas, les rétractions de tendons, opérées sans cause externe apparente, peuvent être considérées comme des luxations rapides ou lentes de ces tendons, selon que la marche de la maladie a été plus ou moins aigue ou chronique. J'ai sous les yeux un grand nombre d'observations de ce genre qui m'ont été remises par les malades eux-mêmes, à leur arrivée à Bourbonne. Je citerai dans le nombre celles 1° d'une dame de vingt-cinq ans, Mme B..., dont la jambe gauche était depuis deux ans retirée sur la cuisse, à la suite d'un effort musculaire des extrémités abdominales, lors de sa dernière couche. Depuis ce temps, Mme B..., bien portante d'ailleurs, mais infirme au point d'avoir la pointe du pied gauche éloignée de six pouces du sol, n'avait pu marcher qu'avec des béquilles.

La deuxième est celle d'un jeune officier, M. M..., qui s'étant, quatre ans auparavant, baigné tout en sueur, eut une rétraction spontanée, et de plus de deux pouces, de la jambe droite, à laquelle succédèrent ensuite des abcès, et sans que la claudication en fut diminuée.

La troisième enfin est celle d'un autre officier, M. G..., qui, à la suite d'une sciatique opiniâtre, avait éprouvé le même effet, et n'attribuait son infirmité qu'aux mouvemens involontaires souvent excités par la névralgie rhumatismale dont il était atteint depuis un grand nombre d'années. Ces trois maladies, ainsi que les cas analogues, ont été plus ou moins rapidement guéries par l'usage des eaux de Bourbonne, suivant le plus ou moins d'ancienneté de leur infirmité.

Les mêmes résultats ont constamment lieu lors de la rétraction des parties musculaires, par suite de cicatrices provenant de coups de feu ou d'armes blanches, lorsqu'il n'y a pas eu trop grande perte de substance : dans ces cas l'eau thermale ramollit peu à peu le tissu fibreux de création nouvelle, et détruit ainsi les engorgemens celluleux, la douleur que produit le pincement des filets nerveux compris dans le trajet des cicatrices, et la gène des mouvemens, suite du tiraillement des parties. J'ai vu fréquemment des militaires ployés en double par de pareilles brides à l'abdomen ou aux hypocondres, se redresser graduellement, et sortir des eaux avec leur stature ancienne, quoique souvent ils l'eussent perdue depuis plusieurs années.

DES MALADIES DES OS.

Les os étant composés de nerfs, de vaisseaux et d'un réseau fibreux dont les mailles reçoivent le phosphate calcaire auquel appartiennent leur dureté et leurs formes; les os dis-je doivent, dans l'état sain, et à raison du rôle presque mécanique auquel ils sont bornés dans l'économie vivante, jouir d'une énergie vitale de beaucoup inférieure à celle des parties molles : mais leur sensibilité devient exquise, lorsque l'état pathologique a réveillé leur force vitale engourdie, et vraiment encroutée par les sels terreux qui forment la base de leur structure. De toutes les douleurs qui affligent le corps humain, celles connues sous le nom d'ostéocopes sont sans contredit les plus intolérables.

DES DOULEURS OSTÉOCOPES.

On a long-temps cru, mais l'expérience a démontré la futilité de cette assertion, que les douleurs ostéocopes étaient uniquement dues à l'infection vénérienne, principalement lorsque la chaleur et surtout celle du lit en augmentait l'intensité. Nous les voyons tous les jours, à la vérité, accompagner la syphilis invétérée, mais exister aussi, à la suite de contusions vio-

lentes sur les os , de leur ébranlement , ou d'affections internes étrangères à la syphilis.

OBSERVATION XXIII.

DOULEURS OSTÉOCOPES PAR CAUSES EXTERNES.

M. de B..., étant à la chasse et suivant sa meute
dans les bois de Neuilly, reçut, d'un cheval qui le
précédait , une atteinte si rude sur la crête du
tibia droit, qu'une portion du fer fut imprimée
sur cette partie. La douleur instantanée fut si
vive , que M. de B.... crut avoir la jambe frac-
turée. Il n'en fut cependant pas désarçonné ; mais
quittant la chasse aussitôt , il regagna péniblement son château, à près de trois lieues de distance. Les douleurs persistant avec autant de violence , on employa tous les moyens de l'art pour
les détruire. Ce ne fut que le quinzième jour que
M. de B... recouvra un peu le sommeil , et qu'il
put supporter une légère couverture sur sa jambe,
quoique le temps fut froid , la chaleur aggravant
toujours ses souffrances. Il y avait déjà quatre
mois qu'elles duraient presque sans relâche, lorsqu'il se détermina à aller à Bourbonne au commencement du mois de juillet 1830. Il y prit une
seule saison de bains et de douches, et partit
dans les premiers jours d'août , ayant recouvré

le sommeil, la santé et l'embonpoint, qu'il avait entièrement perdus dans le court espace de temps qui s'était écoulé, entre son accident et son arrivée aux eaux.

DU PÉRIOSTOSE ET DES EXOSTOSES.

On donne le nom de périostose au gonflement du périoste ou de l'enveloppe fibreuse des os, et celui d'exostose à ce même gonflement parvenu à l'état d'induration osseuse. Ces deux symptômes successifs appartiennent le plus fréquemment à la syphilis invétérée. Souvent elles se développent après de violentes douleurs ostéocopes; quelquefois aussi, quoique plus rarement, elles paraissent spontanément et sans symptômes précurseurs.

OBSERVATION XXIV.

EXOSTOSES COMPLIQUÉES DE SYMPTÔMES NOMBREUX DE SYPHILIS.

Relation du malade.

« J'ai bientôt 34 ans; depuis 1820 j'ai eu
» trois blennorrhagies, qui toutes trois ont été
» mal traitées. En 1827, j'attrapai la 4ᵉ, mais
» beaucoup plus virulente; elle occasiona un

» phymosis et quantité de chancres ; son traite-
» ment dura six mois. Ma santé parut bonne
» pendant un mois ; mais au bout de ce temps
» je ressentis, sur la crête du tibia droit, des
» douleurs ostéocopes très-aigues. Peu de jours
» après, je fus atteint à l'œil gauche d'une
» ophtalmie, qui disparut après quinze jours de
» traitement. Je recommençai un traitement
» mercuriel qui amena une salivation extrême-
» ment abondante, des excoriations dans l'in-
» térieur de la bouche et sur la langue, puis
» une amblyopie, etc. Depuis ce temps, j'é-
» prouve, presque continuellement, des douleurs
» dans la tête, et principalement sur les os
» pariétaux, qui sont devenus raboteux à force
» d'exostoses ; la nuque, le cuir chevelu, les
» bras, les genoux, les doigts sont gonflés ; le
» tibia gauche a acquis un volume énorme et
» me représente un poids de 200 livres suspendu
» à ma jambe. Je puis bien dire que tous sont
» douloureux à la fois ; mais comme l'une de
» ces parties l'est parfois d'une manière horrible,
» c'est alors celle-là seule qui porte le faix de
» mon malheur. Mon estomach est tiraillé,
» tandis que j'éprouve une somnolence qui me
» met dans un état d'apathie difficile à décrire. »

M. G..., arrivé, le 4 juin 1830, à Bourbonne,

fut soumis à un traitement sudorifique végétal ,
tandis qu'il faisait en même temps usage des eaux
sous toutes les formes , et surtout en boissons
et en étuves. Sa position s'améliorant chaque
jour , il resta quatre mois entiers , dont les deux
derniers furent entièrement consacrés à l'usage
seul des eaux ; les précédens ayant suffi pour
détruire la syphilis invétérée qu'il portait depuis
dix années.

DE LA CARIE DES OS ET DE LEUR NÉCROSE.

La carie est l'ulcère des os ; quelques auteurs
lui ont donné le nom de suppuration des os ,
malgré l'idée générale que l'on attache à ce mot,
de l'écoulement d'un fluide plus ou moins
dense , etc. Les os les plus sujets à la carie sont ,
les os spongieux , et conséquemment les petits
os des membres , auxquels on doit joindre le
sternum , le coccix, et les extrémités articulaires
des grands os.

Les causes de la carie sont, les contusions violentes , l'altération des parties molles qui recouvrent les os , et dans laquelle ils se trouvent
compromis , surtout si ces circonstances sont
favorisées par la présence d'un vice interne , qui
seul suffit souvent pour exciter la carie , tel que

les scrophules, la syphilis, etc. L'action des eaux
de Bourbonne étant de relâcher tous les tissus
fibreux, on sent combien elles doivent être utiles
dans ces cas; soit qu'il s'agisse d'obtenir l'exfoliation des os, et le développement des bour-
geons charnus, par lesquels leur cicatrisation
s'opère ; soit qu'il faille faciliter la sortie de l'os
nécrosé, c'est-à-dire mort en totalité, et dont la
présence entretient l'ulcère, comme corps devenu étranger à l'économie vivante.

OBSERVATION XXV.

DOUBLE ULCÉRATION, TRAVERSANT LE PIED, DE
LA FACE DORSALE A LA FACE PLANTAIRE,
ENTRETENUE PAR LA CARIE DE TROIS OS DU
TARSE ET LA PRÉSENCE DE CORPS ÉTRANGERS.

M. A..., d'Autun, jeune homme, de 19 ans
environ, d'une complexion assez délicate,
mais encore affaiblie par la maladie, me consulta dans le mois de mai 1827, sur une double
ulcération qu'il portait depuis près de cinq
mois au coude-pied droit, provenant de la
décharge d'une arme à feu, suite d'inadvertance
de sa part. Tout le membre était amaigri, et le
pied dans un état de délabrement; déjà plusieurs
grains de plomb et des esquilles étaient sortis

par les deux ouvertures. Les ulcères offraient un aspect blafard et lardacé, qui faisait craindre une désorganisation complète des parties affectées ; et des deux chirurgiens appelés à donner leurs soins au malade, l'un surtout avait opiné pour l'amputation, à laquelle s'était obstinément opposé le patient lui-même. Espérant beaucoup des eaux de Bourbonne dans ce cas, je les conseillai au jeune malade, que j'emmenai avec moi sur la fin du même mois. J'annonçai à ses parens qu'il pourrait bien ne pas guérir entièrement, la première année, mais que la seconde serait probablement le terme de sa cure. Le succès dépassa mes espérances ; les bains locaux, les douches et les injections d'eau thermale détergèrent promptement les ulcères. Une légère dilatation de celui situé à la face plantaire détermina bientôt la sortie des portions de vêtemens introduites dans la plaie, celle de quarante-huit grains de plomb, réduits par la suppuration à une petitesse extrême, et de trois os du tarse nécrosés. Les plaies marchèrent alors rapidement à leur cicatrisation, le pied reprit sa rectitude, la jambe atrophiée le volume qu'elle avait avant l'accident, et M. A... laissa à Bourbonne les béquilles avec lesquelles il se traînait péniblement à son arrivée. Je revis en 1828, à Paris, M. A... : il ne lui restait qu'une légère difformité très-peu apparente dans le pied. Il y fit avec moi, et sans boiter, des courses assez considérables; et comme il est mon compatriote, et que je le revois tous les ans, je puis assurer qu'il n'a depuis-lors plus rien ressenti de cet accident, quoiqu'il soit revenu en 1830, faire une courte apparition de reconnaissance à Bourbonne.

DE L'ENTORSE.

L'entorse est une distension des ligamens et des capsules articulaires, résultat d'une force appliquée sur le membre dans le sens inverse de ses mouvemens. Elle est commune aux articulations des membres thorachiques et abdominaux, quoique ces dernières en soient plus fréquemment affectées. L'entorse peut devenir une affection sérieuse, par la négligence qu'on y apporte et les accidens successifs qu'elle peut entraîner après elle; et le dicton populaire, qu'une fracture est préférable à une entorse, est vrai, surtout pour celles de quelque gravité. Les entorses qui arrivent à Bourbonne sont en général anciennes, compliquées d'endurcissement du tissu cellulaire des parties voisines, de gonflement des ligamens, souvent aussi de la perte totale du mouvement, et même de maladies articulaires. On sent que les eaux de Bourbonne, ayant pour

résultat spécifique et constant de relâcher le tissu
fibreux, ne peuvent être employées que tant que
subsiste l'endurcissement du tissu cellulaire et des
ligamens; cette résolution qui, dans le plus grand
nombre des cas, succède à l'usage des bains et des
douches, est le terme où doit s'arrêter ce genre de
médication; car alors la laxité de l'articulation
nécessite les moyens toniques externes, qui tels
que les boues des eaux, un bandage compressif,
le repos absolu, etc., peuvent seuls restituer le
ton qu'ont perdu ces parties.

OBSERVATION XXVI.

ENTORSE DE L'ARTICULATION FÉMORO-TIBIALE, COMPLIQUÉE DE RHUMATISME.

Relation du malade.

« M. P...., lieutenant au 7ᵉ léger, a fait une
» chute de cheval, le 10 avril 1830. Contusion
» à la partie supérieure de la crête du tibia droit;
» légère meurtrissure qui disparut au bout de
» trois jours; douleur à la partie interne du ge-
» nou; difficulté d'étendre et de plier entière-
» ment la jambe; engorgement de cette partie;
» craquement plus ou moins sec de la rotule;
» faiblesse articulaire.

10

» Moyens employés, du 10 avril au 14 mai :
» 1° frictions à l'eau-de-vie camphrée, bains
» ordinaires, sangsues, cataplasmes. Un méde-
» cin avait prescrit le repos le plus complet; un
» autre ordonna quelques promenades : le terme
» moyen fut observé. La difficulté pour les mou-
» vemens de flexion et d'extension se dissipa
» tant soit peu ; l'engorgement resta le même.

» M. Clémot, chirurgien en chef de la
» marine, à Rochefort, me vit le 14 mai, me
» fit suspendre tout exercice, continua les
» émolliens, auxquels il ajouta deux ou trois
» bains de vapeurs émollientes chaque jour. Fort
» peu de changement. Le rhumatisme, auquel
» je suis sujet depuis douze ans, m'atteignit
» alors, et se fixa à la cuisse et surtout au genou
» malade. Je fis plusieurs frictions avec de l'es-
» sence de thérébentine, dont l'usage irrita in-
» térieurement le genou. Le 16 juin, je reconnus
» que cette partie n'était pas plus grosse que
» l'autre, mais que la cuisse était plus mince de
» près d'un pouce dans toute son étendue, et
» elle est restée jusqu'ici la même (4 août 1830). »

Il y avait encore, à l'arrivée de M. P... à Bourbonne, non pas gonflement, mais bien sèche-
resse des ligamens articulaires, qu'une saison de
douches dissipa complètement. Les mouvemens

de flexion se rétablirent également, mais l'articulation restant toujours faible, je mis en usage un cataplasme de boues appliquées sur le genou malade, et recommandai à M. P...., qui paraissait avoir repris toute la vigueur de l'articulation, la plus grande modération dans ses mouvemens.

DES LUXATIONS.

On nomme luxation, la sortie d'une extrémité osseuse de sa cavité articulaire. Les luxations sont, ou le produit immédiat d'une violence exercée sur le membre ; ou bien elles se développent lentement et reçoivent, par cette raison, le nom plus spécial de luxations spontanées. Les premières peuvent avoir lieu dans toutes les articulations, mais elles appartiennent plus spécialement aux amphiarthroses scapulo-humérales et ilio-fémorales.

Les secondes, ou les luxations spontanées, ont le plus souvent lieu dans l'articulation ilio-fémorale.

Les règles que nous avons établies pour l'administration des eaux de Bourbonne, dans les entorses, sont également applicables aux luxations, cas pour lequel ces eaux ne doivent être mises en usage, qu'à supposer qu'il existe, postérieurement à la réduction, quelque gonflement dans le pourtour articulaire. On peut encore les employer avec succès dans ceux où, une luxation n'ayant pu être réduite, il est nécessaire de trouver un moyen qui, en relâchant les parties voisines, permette à l'opérateur de tenter de nouveaux efforts, pour rendre le membre apte à recouvrer ses fonctions naturelles. Il suit de là que, comme dans les entorses simples, les eaux de Bourbonne seraient éminemment nuisibles; elles le seraient également dans les cas ordinaires de luxations simples et bien réduites; car elles ne pourraient qu'augmenter la laxité des tissus fibreux, et faciliter les récidives déjà fréquentes dans ces sortes de maladies. Les boues des eaux et les moyens astringens conviennent beaucoup mieux, et sont les seuls indiqués en pareil cas.

Quant à la luxation spontanée, c'est en vain qu'on recourrerait aux eaux pour la réduire. Sa cause n'existe pas dans la violence d'un mouvement articulaire, mais bien dans la destruction du ligament inter-articulaire, remplacé par un corps fongueux, qui, en remplissant la cavité, a expulsé la tête de l'os qui y était auparavant contenue. Dans ce cas très-malheureux, et où la claudication est irrémédiable, soit que la tête de l'os, en se portant en bas et de

côté sur la fosse iliaque, ait augmenté la longueur du membre, soit qu'en se dirigeant en
arrière et en haut, elle l'ait raccourci; le seul
moyen permis est le repos, et l'attente assurée
de la formation d'une articulation nouvelle, opérée
par les seules forces de la nature : c'est alors
seulement, et après plusieurs mois d'intervalle,
que les eaux de Bourbonne peuvent être utilisées,
afin de donner à ces nouveaux tissus articulaires
le jeu dont ils ont besoin, pour exercer les fonctions que les circonstances leur ont dévolues.

Comme on peut compter, en quelque façon,
parmi les luxations, la diastase ou la séparation
de deux os dans leur longueur, nous ne ferons
pas un nouvel article pour cette maladie, à laquelle se rapporte entièrement tout ce que nous
venons de dire sur les luxations ordinaires.

OBSERVATION XXVII.

LUXATION DE LA TÊTE DE L'HUMÉRUS.

Relation du malade.

« En 1826, j'ai eu l'épaule gauche démise, à la
» suite d'une chute de cheval, l'os ayant été
» remis dans sa cavité avec une facilité étonnante.

» Au mois de juillet 1827, je fus me baigner
» avec un de mes camarades. A l'instant où je
» me mis à nager, en allongeant le bras gauche
» de sa longueur, l'os se déplaça de nouveau, et
» il fallut deux heures de souffrances pour le
» remettre en place.

» En 1828, étant à la promenade à cheval, je
» mis pied à terre : en remontant, mon cheval
» me fit une pointe sur le côté, et cherchant à
» le retenir par un mouvement de la main, je
» me fis une nouvelle luxation de l'épaule.

» Depuis-lors, je n'éprouve qu'une faiblesse
» de ce membre, et je n'ose en exécuter aucun
» mouvement rapide, etc. »

M. C...., jeune homme de trente ans, blond
et d'un tempérament lymphatique, avait, en
arrivant à Bourbonne, en juin 1829, toutes les
articulations d'une laxité rare, mais que surpas-
sait encore celle de la tête de l'humérus gauche.
Il prit deux saisons des eaux, ou plutôt des
boues, dont il se couvrait toutes les nuits les
articulations scapulo-humérales et coxo-fémo-
rales. A son départ, l'articulation la plus faible
paraissait au niveau des autres ; mais je suis
persuadé qu'il faudrait très-peu d'efforts pour
rétablir le relâchement des tendons de cette
partie.

ORTHOPÉDIE.

DES DIFFORMITÉS NATURELLES OU ACQUISES DES OS.

Certaines difformités du corps humain ont donné, depuis quelques années, naissance à un art, ou plutôt à un démembrement de la science, qui a pour objet de rappeler les os à leur situation et à leur conformation normales, lorsqu'ils en ont été déviés par une cause naturelle ou forcée. L'orthopédie, à peine connue du dernier siècle, et long-temps pour ainsi dire abandonnée, a subitement pris de nos jours un tel essor, qu'on croirait difficilement qu'elle ne date que de quinze années.

Une conformation congéniale vicieuse, les scrofules et beaucoup de maladies de l'enfance, une position uniforme long-temps prolongée dans le jeune âge, des chutes, des coups sur la colonne vertébrale, etc., peuvent donner aux os une courbure, dont les effets sont, d'entraver le libre exercice des mouvemens, si elle existe aux extrémités ; de gêner le jeu des organes pectoraux et d'entraîner par suite de graves désordres dans l'économie, si le rachis cervical ou dorsal en est atteint : enfin, dans le sexe qui y paraît le plus généralement exposé, de nuire au développement du fœtus et à son issue naturelle, lorsque la difformité est placée dans les os coxaux , ou le rachis lombaire.

Les eaux thermales de Bourbonne , ayant pour propriété constante de détendre et de ramollir le tissu fibreux , nous nous garderions bien de les conseiller dans ces circonstances , puisqu'elles ne pourraient que faciliter les progrès de la difformité , si cette même propriété bien reconnue ne favorisait les moyens mécaniques extérieurs , employés pour la détruire. Dans ces cas elles doivent puissamment combattre l'effort musculaire qui tend à augmenter la courbure vicieuse , et disposer les cartilages à une élongation , d'où peuvent résulter des redressemens considérés jusqu'alors comme impraticables.

Les cas de cette nature, où les eaux de Bourbonne ont été employées avec succès, comme moyen préparatoire au traitement orthopédique , sont encore bien peu nombreux ; cependant, nous pourrions citer M.lle C...., de Lyon , jeune personne de dix-sept ans, et ayant une forte courbure de la colonne vertébrale, partie dorsale, qui , après avoir fait en 1827 usage de deux saisons de ces eaux, a été complètement redressée à Paris, et après une extension de six mois, temps de beaucoup moindre que celui que nécessite une pareille opération dans les cas ordinaires. Nous pouvons aussi annoter le rétablissement parfait de la taille de M.¹ˡᵉ F...., maintenant M.ᵐᵉ P....., demoiselle alors âgée de dix-huit ans, qui vint l'année suivante à Bourbonne avec une difformité semblable à la première, et qui en fut délivrée, dans un seul été, par le traitement alterne des eaux et du lit mécanique. C'est en ce moment une fort belle mère de famille, et sa taille est un des plus beaux argumens en faveur de l'orthopédie. J'en ai une troisième, âgée de quinze ans, qui ayant une déviation gauche du rachis lombaire, est soumise en ce moment au même traitement.

Sans préjuger cette double médication qui n'offre rien que de très-rationnel, j'ajouterai, que les efforts extensifs qu'on est souvent contraint d'exercer sur la colonne vertébrale, en prenant un double point d'appui sur l'occiput et sur le bassin, peuvent offrir deux inconvéniens, dont la gravité a dû être appréciée par tous ceux qui ont suivi attentivement les traitemens orthopédiques. Le premier est d'exciter chez les jeunes gens qui y sont soumis, une affection nerveuse oscillatoire qu'ils conservent après la cessation de la courbure ; nous en avons un exemple frappant dans le voisinage de Bourbonne même, sur une demoiselle de vingt-un ans, traitée par la méthode ordinaire. Le deuxième qui est le plus fréquent, tient à ce que l'extension du rachis, en détruisant la gibbosité, concourt aussi à anéantir la triple courbure d'arrière en avant et d'avant en arrière, qui existe en général sous le nom de cambrure chez les personnes bien conformées ; aussi la plupart de celles qui sortent des maisons orthopédiques ont-elles la taille droite, roide et guindée. Cet état acquis du rachis, qui n'est pour l'homme qu'un défaut de grâces, offre dans le sexe un incident fâcheux, en ce qu'en diminuant les dimensions du bassin supérieur, et détruisant le plan incliné qu'y a établi la nature, il peut s'opposer au libre développement du fœtus, et offrir même un obstacle à l'espèce de culbute qu'il fait dans le bassin inférieur. Nous sommes loin d'accuser l'orthopédie de tous les accidens, qui peuvent survenir dans ce cas aux jeunes personnes du sexe qui y ont été soumises, puisqu'on les voit assez souvent arriver chez les femmes, en apparence les mieux conformées ; mais nous ne cesserons de penser qu'une méthode qui peut ramollir, ou plutôt détendre les parties fibreuses qui seules forment la courbure, tandis que les autres conservent leur roideur naturelle, est préférable à celle adoptée jusqu'ici : parce qu'elle ne porte ses efforts que sur des portions déjà préparées à l'extension, et qu'elle exige par-là même des tractions moindres sur l'enveloppe osseuse de la moelle épinière.

CHAPITRE III.

DES MALADIES DU TISSU SÉREUX.

Les tissus séreux sont infiniment moins consistans que les précédens : ils sont partout étendus sous la forme de membranes lâches. Le caractère spécial de ces membranes est de former chacune une poche isolée, sans ouverture, et repliée sur elle-même. Une de leurs faces adhère au tissu cellulaire et aux viscères qu'elle environne, tandis que l'opposée présente une surface plane, brillante et qui verse, par les vaisseaux exhalans dont elle est composée, une vapeur halitueuse, uniformément résorbée par un autre ordre de vaisseaux qui entrent également dans leur contexture.

Telles sont pour le cerveau, l'arachnoïde ; pour la cavité thoracique, la plèvre et le péricarde ; pour les viscères de l'abdomen et pour les testi-

cules, le péritoine et ses immenses développe-
mens; enfin les membranes synoviales pour toutes
les articulations osseuses, cartilagineuses et tendineuses.

Ne pourrait-on même pas considérer aussi,
comme complétant ce tissu si répandu dans l'économie, cette membrane extrêmement ténue, qui
recouvre le cuir sous le nom d'épiderme, et qui
se reflétant sur ses diverses ouvertures, tapisse,
quoique d'une manière moins prononcée, tous
les organes qui y aboutissent, et renferme ainsi
le corps entier dans un sac fermé et sans couture?
Cette dernière joue un trop grand rôle dans toutes
les maladies des membranes séreuses, pour ne
pas en faire elle-même partie.

§. I. DE L'HYDROPISIE.

Nous venons de dire que l'exhalation et la résorbtion uniforme d'une vapeur halitueuse, destinée probablement à faciliter le jeu des viscères
enveloppés de membranes séreuses, et à empêcher
les résultats de leur frottement dans les différentes circonstances où ils se trouvent, étaient
les fonctions organiques du tissu séreux. Lorsque
la première de ces fonctions où l'exhalation persistant, la seconde où la résorbtion se trouve
arrêtée ou diminuée par une cause maladive

quelconque, dans toutes ou seulement dans quelques-unes des cavités pourvues de cet ordre de membranes; alors doit nécessairement en résulter un défaut d'équilibre et une accumulation de fluide, à laquelle on a donné le nom d'hydropisie, soit générale, soit partielle, selon les parties qui en sont affectées.

La plupart de ces affections, d'une nature grave, commencent en général par l'état aigu, et ne deviennent du ressort d'un traitement stimulant, et conséquemment des eaux thermales de Bourbonne, que lorsque les moyens mis en usage, unis aux forces de la nature, n'ont pas suffi pour opérer la résorbtion du fluide exhalé. Dans le plus grand nombre des cas mêmes, l'hydropisie n'est que le symptôme d'une affection des viscères qu'environnent les membranes séreuses, et nous en renverrons la majeure partie au chapitre suivant, en examinant les maladies chroniques du tissu glanduleux qui joue le rôle le plus important dans ces hydropisies.

L'hydropisie de la tunique vaginale du testicule, ou l'hydrocèle, offre cependant le cas où l'hydropisie peut être essentielle, lorsque la membrane séreuse de cette cavité ayant été froissée, l'organe lui-même demeure sain. Nous en donnerons un seul exemple.

OBSERVATION XXVIII.

HYDROCÈLE, SUITE DU FROISSEMENT DE LA TUNIQUE VAGINALE.

M. M...., capitaine de cuirassiers, ayant oublié de se munir du suspensoir qu'il portait ordinairement, eut la bourse gauche plusieurs fois pincée entre la selle et la cuisse, dans une manœuvre. Néanmoins, les douleurs ne furent pas assez violentes, pour l'obliger à quitter son poste avant la fin de l'exercice. En rentrant chez lui, il s'aperçut que le testicule de ce côté était douloureux, et la peau rouge et enflammée. Le chirurgien du corps qui fut appelé, prescrivit sur-le-champ l'application d'un cataplasme, et le lendemain celle de douze sangsues sur la partie. M. M.... ne monta pas à cheval de plusieurs mois. A l'inflammation qui avait disparu, avait succédé une pesanteur du testicule et une hydrocèle bien caractérisée, sous laquelle se sentait parfaitement le corps même du testicule sain et étranger à la maladie.

On proposa au malade la ponction, qu'il refusa : et comme deux de ses camarades se rendaient aux eaux pour d'autres maladies, et qu'il y était venu lui-même, trois ans auparavant, pour une affection dartreuse dont il avait été parfaitement guéri, il sollicita son admission et l'obtint, environ huit mois après son accident et le commencement de l'hydrocèle.

La poche vaginale, luisante, transparente, et pouvant contenir trois onces de liquide, fut traitée par la boisson, les bains et les affusions d'eau minérale à la température des bains même. M. M.... suivit ce traitement durant vingt-cinq jours, et sortit entièrement guéri de son hydrocèle.

Il est une maladie qui simule parfaitement l'hydropisie, et qui doit en être considérée comme une espèce particulière, c'est l'hydatide. On a donné ce nom à des chapelets de vésicules d'un volume variable, et qui sont produites par le travail d'un insecte qui se loge dans ces membranes. Tous les tissus séreux du bas-ventre peuvent en être le siége, quoique ce soit celui du foie qui en offre les exemples les plus fréquens. Je ne préjuge rien ici sur l'opportunité des eaux de Bourbonne dans ces cas ; mais j'annoterai seulement l'observation de Mme F...., épouse de l'inspecteur des forêts de Chaumont, femme d'une taille colossale et d'une grosseur extraordinaire, qui, se rendant tous les ans à Bourbonne pour d'autres maladies, et atteinte d'hydatides volumineuses, ne sortait jamais du bain, sans rendre par le vagin, avec les dépouilles vésicales très-reconnaissables de ces insectes, des quantités énormes de lymphe coagulable, que j'ai souvent recueillie, et dont l'émission la soulageait notablement en diminuant son énorme volume. Elle a succombé, il y a trois ans, chez elle, à la multiplicité de ses maux physiques, accrus encore par les chagrins que lui avait causés la perte de tous ses enfans.

DE L'HYDARTHROSE.

On donne le nom d'hydarthrose à l'hydropisie d'une poche séreuse articulaire. Cette affection est toujours grave, comme toutes celles qui attaquent en générale les articulations. Ses causes sont, la fatigue, les chutes, les contusions locales, etc. Souvent elle est due à une métastase goutteuse, psorique, rhumatismale, syphilitique, etc. Les exemples en sont nombreux dans la pratique.

OBSERVATION XXIX.

HYDARTHROSE FÉMORO-TIBIALE.

Cette hydropisie qui attaque l'articulation du genou, est la plus commune, comme cette articulation est elle-même une des plus faciles à être

irritée par la fatigue, le poids qu'elle supporte et
le contact des corps extérieurs.

M. B...., capitaine au 21° régiment de ligne,
arriva à Bourbonne avec un gonflement énorme
de l'articulation fémoro-tibiale gauche. On y
sentait aisément la présence d'un liquide, que la
pression d'un des côtés de la rotule faisait se
porter de l'autre, en doublant son volume. Le
rapport écrit du malade ne lui attribue aucune
cause éloignée; l'hydarthrose avait paru assez subitement et avec de violentes douleurs, après une
chasse fatigante. M. B...., homme de quarante-
cinq ans environ, fort et jouissant d'une bonne
santé, se soumit bien, dans le principe, à l'appli-
tion des sangsues, des cataplasmes émolliens, etc.;
mais il ne s'inquiéta réellement et ne s'astreignit
au repos que lorsque, l'hydarthrose étant devenue
atône, il lui fut impossible de faire aucun exercice sans éprouver une fatigue extrême. Les linimens actifs, le vin aromatique, etc., furent substitués à la première médication, et comme rien
ne diminuait la faiblesse articulaire de la partie
affectée, M. B.... résolut de venir à Bourbonne.
Il y arriva dans les premiers jours d'août 1829,
n'y fut soumis qu'à un traitement local de bains
et de douches, et en sortit après deux saisons,
ayant le genou gauche aussi sain et aussi fort que

l'opposé, et pouvant faire plusieurs lieues à pied,
sans éprouver la moindre fatigue.

Il arrive souvent qu'une seule année ne suffit
pas pour rendre à la membrane synoviale le
ton qu'elle avait avant la maladie : nous pourrions
en citer plusieurs exemples. Je me contenterai
d'annoter ici celui de M. M...., âgé de vingt-sept
ans, lieutenant au 30° régiment d'infanterie qui,
atteint d'une hydarthrose des deux genoux, suite
de métastase psorique, arriva à Bourbonne le
24 juillet 1829, et en sortit le 6 septembre suivant, ayant déjà acquis beaucoup de forces dans
les parties affectées, mais qui n'en a été totalement guéri que par deux saisons consécutives,
prises de juin à août 1830. Cette fois la force et le
volume des articulations sont revenus les mêmes
qu'ils étaient avant la maladie.

Il existe une autre affection articulaire qui
simule l'hydarthrose, et qui n'est qu'un gonflement venteux de la membrane synoviale. Ses
causes paraissent être les mêmes : quant au diag-
nostic, on le reconnaît à l'espèce de crépitation
d'un fluide aériforme qui passe d'un point de
l'articulation à l'autre sous le doigt de l'explora-
teur, ainsi qu'à l'absence de tout liquide. Elle
entraîne la même faiblesse articulaire. On lui

a donné le nom de psychartrose. Elle est assez fréquente et cède aux mêmes moyens que l'hydarthrose.

§. 2. DE L'ANKYLOSE ET DES BRIDES DU TISSU SÉREUX.

Lorsque les membranes séreuses des articulations sont privées, pendant un temps assez long, du mouvement nécessaire à l'exercice de leur double fonction, comme cela arrive fréquemment dans l'appareil que nécessitent les luxations ou les fractures, alors la liqueur synoviale n'étant plus ni renouvelée, ni résorbée, acquiert de l'âcreté, irrite les extrémités des os, et donne naissance à des transudations morbifiques, qui finiraient par rendre continus deux os qui n'étaient que contigus dans leur état naturel. On a donné le nom d'ankylose à cette soudure des articulations. Le même effet peut avoir lieu par des causes irritantes, soit externes, comme dans les contusions violentes, soit internes, comme dans les dépôts arthritiques, etc.

L'ankylose est complète, quand il n'existe plus aucun mouvement dans l'articulation; ou incomplète, lorsque ces mouvemens sont bornés et obscurs.

En voyant plus tard le danger de l'emploi des eaux de Bourbonne, dans les fractures récentes, et la facilité avec laquelle elles en ramollissent les nouveaux calus, nous pourrons en conclure théoriquement, et ce fait est confirmé par la pratique journalière, la possibilité qu'elles offrent de rendre le mouvement aux articulations ankylosées même complètement, pourvu que l'infirmité soit récente. Son action est bien plus rapide pour les ankyloses incomplètes, dans lesquelles le mouvement naturel, ou celui qu'on imprime au membre concourent puissamment avec les eaux à rendre aux membranes synoviales leur double fonction exhalante et résorbante.

OBSERVATION XXX.

ANKYLOSE INCOMPLÈTE DU GENOU GAUCHE.

M. M...., comte de M...., lieutenant-colonel de la maison du Roi, homme de quarante-quatre ans, d'une stature moyenne, mais d'une force et d'une complexion athlétiques, accompagnant Mme la Dauphine, à cheval et à sa portière, reçut, sur le genou gauche, une atteinte du cheval qui le précédait. Ses vêtemens, ainsi que la peau qu'ils recouvraient, furent déchirés dans une étendue de plusieurs pouces, et l'articulation violemment contuse. M. de M..... fut presque renversé de son cheval, et porté chez lui avec des douleurs indicibles. Une saignée générale, des sangsues nombreuses autour de l'articulation lésée, des bandelettes agglutinatives et un cataplasme furent employés et parvinrent à calmer les premiers accidens. Mais lorsqu'après six semaines de traitement, la plaie fut entièrement cicatrisée, le genou demeura ployé, roide, et se prêtant aux mouvemens d'extension aussi difficilement qu'à la flexion complète. Il y avait déjà six mois que durait cet état, qui enlevait M. le comte de M.... à son service ordinaire, indépendamment de la persistance des douleurs à chaque mouvement du membre affecté, quand il se décida à se rendre à Bourbonne. Il y arriva dans les premiers jours de juillet 1828, jouissant d'une santé parfaite, à part son accident local. Une seule saison des bains et des douches suffit pour faire cesser les douleurs et rendre à l'articulation toute la souplesse qu'elle avait avant sa lésion. M. de M.... dansa même avec aisance avant la fin de cette saison. Il en prit une deuxième et quitta Bourbonne sur la fin d'août, ne conservant plus aucune trace de sa maladie. Je l'ai revu pendant l'automne de 1829, dans sa terre de la Boulaye, près de Toulon. Sa jambe n'était pas plus fatiguée que l'autre, dans les violens exercices auxquels il se livrait chaque jour.

OBSERVATION XXXI.

ANKYLOSE COMPLÈTE DE LA MAIN SUR L'AVANT-
BRAS, ET INCOMPLÈTE DES ARTICULATIONS
PHALANGIENNES, COMPLIQUÉE DE DIASTASE
DE L'EXTRÉMITÉ INFÉRIEURE DU RADIUS ET
DU CUBITUS.

Mme V....., de Chaumont, femme d'environ
quarante-cinq ans, et jouissant d'une très belle
santé, eut, dans le cours de l'an 1828, une fracture complète de l'avant-bras, compliquée de
l'écartement des deux os à leur partie inférieure.
La fracture fut très-bien réduite, mais peut-être
le gonflement, alors existant, empêcha-t-il de
reconnaître la diastase. Quoiqu'il en soit, son
avant-bras demeura pendant deux mois dans
l'appareil contentif. Comme on s'apperçut alors
que la main ne présentait pas une direction ré-
gulière, on conseilla une planchette, sur laquelle
cette extrémité fut maintenue sans mouvement,
long-temps encore après la consolidation de la
fracture. Lorsque Mme V.... arriva à Bourbonne,
un an environ après son accident, l'avant-bras
et la main présentaient les symptômes suivans :
séparation légère des extrémités inférieures du
radius et du cubitus; impossibilité de ployer la
main sur l'avant-bras, et roideur générale de

toutes les articulations des phalanges, dont quelques-unes paraissaient entièrement ankylosées. Mme V.... fut soumise à l'usage des bains locaux, puis des douches graduelles sur ces parties. On y joignit le massage des articulations agglutinées. Le mouvement d'abord obscur et accompagné de violentes douleurs, se rétablit peu à peu, et Mme V.... quitta Bourbonne, après un mois de séjour, ayant récupéré assez de motilité de sa main, pour pouvoir s'en servir à beaucoup d'usages, où elle lui était auparavant inutile. Elle est revenue en 1830 aux eaux, et sans la diastase qui subsiste encore et qui rend ses mouvemens moins assurés, elle pourrait utiliser la main malade, avec presque autant de facilité que l'opposée.

Dans les cas de cette nature, cas très-communs, c'est-à-dire dans ceux où les parties articulaires ont été long-temps privées de toute action, les extrémités osseuses ne sont pas les seules sujettes à l'ankylose incomplète; les gaînes séreuses des tendons participent également à la roideur générale, et ne leur permettent d'exécuter leurs mouvemens qu'avec plus ou moins de difficulté et de douleur.

Une affection analogue, mais causée par une inflammation interne, est cette espèce de coalition membraneuse de la plèvre intercostale et pulmonaire qui succède très-souvent aux affections pleurétiques, ainsi que celle des nombreux replis du péritoine, dans les maladies aigues de l'abdomen. La première occasionne souvent l'asthme sec, et beaucoup d'autres désordres dans les fonctions pulmonaires ; la seconde peut entraîner des tiraillemens douloureux du bas-ventre, dans certains mouvemens du tronc, et durant les phénomènes de la digestion. Nous avons vu beaucoup de ces malades qui, se rendant aux eaux de Bourbonne pour d'autres affections, y trouvent la guérison de ces infirmités, par le ramollissement de ces membranes de formation morbide.

§. 3. DE LA GOUTTE.

La goutte (arthritis) n'est peut-être pas une des maladies les plus graves, mais elle est au moins une des plus communes de celles qui attaquent immédiatement les membranes séreuses. Les anciens, ayant plus d'égard à l'atrocité des douleurs qu'au siége de la maladie, ont souvent confondu la goutte et le rhumatisme. Cependant, quoiqu'elles présentent une grande analogie sous ce point de vue, ainsi que dans la possibilité où elles sont d'être l'une et l'autre héréditaire, périodique, vague, métastatique, etc., elles

ne diffèrent pas moins sous d'autres rapports.
1° Nous avons vu plus haut les causes du rhumatisme ; celles de la goutte, absolument opposées,
sont, une vie sédentaire, une nourriture succu-
lente et l'abus des stimulans diffusibles ; ce qui lui
a fait donner plaisamment le nom de rhumatisme de la classe sociale fortunée, et ce qui
prouve qu'elle est généralement le produit des
incitans appliqués aux premières voies, tandis
que le rhumatisme paraît être beaucoup plutôt
l'effet que les agens extérieurs exercent sur l'économie. 2° Le lieu d'invasion de la goutte, est le
plus souvent le gros orteil et, par suite, les petites
capsules synoviales du métastase et du métacarpe,
ainsi que les gaînes tendineuses qui avoisinent
ces parties ; tandis que le rhumatisme exerce in-
différemment son action sur un des points quelconques du tissu fibreux, sans avoir de lieu
déterminé d'élection. 3° L'existence fréquente
de nodosités calcaires, déposées dans les petites
articulations osseuses ou tendineuses, sur lesquelles la goutte a exercé ses ravages. 4° La
promptitude avec laquelle le rhumatisme passe
dans les cas les plus ordinaires à l'état chronique, et la rareté de cette transition dans la
goutte ; et c'est cependant dans ce dernier cas
seul, où l'on peut considérer les eaux de Bourbonne comme lui étant utilement applicables.

5° Enfin, la facilité des métastases goutteuses sur les poches synoviales des petites articulations, ou sur les membranes séreuses répandues dans les trois grandes cavités. Ces dernières métastases, qui peuvent survenir au moindre écart de régime chez les goutteux, présentent des résultats infiniment plus dangereux que celles provenant du rhumatisme.

Nous allons en donner quelques exemples.

OBSERVATION XXXII.

GOUTTE AIGUE, PASSÉE A L'ÉTAT CHRONIQUE.

M. G...., avocat à Chaumont, homme de cinquante-cinq ans, fort, vigoureux, replet, sanguin et très-coloré, avait, depuis bien des années, une goutte aigue, et toute la série uniforme de ses paroxismes ; lorsqu'elle parut enfin céder, mais laissant dans les doigts des pieds et des mains, de ses traces pénibles, accompagnées d'une telle faiblesse et d'un si grand relàchement musculaire, que le malade restait, durant tout l'hiver, cloué dans son fauteuil ; conservant encore quelques douleurs sourdes, et ne pouvant se mouvoir qu'avec une difficulté extrème. Habitant les environs de Bourbonne, M. G.... engagea son médecin, le D.ʳ Mongeot, à m'en écrire, et

à me demander ce que je pensais de l'administration des eaux dans un pareil cas « qui pré-
» sente, me disait-il, une atonie aussi visible,
» et où, malgré les petites, mais constantes dou-
» leurs, qu'éprouvait le malade, les membres
» inférieurs, et surtout les jambes paraissaient
» jambes de coton. » Sa lettre présentait deux
cas de goutte; mais la seconde, toute ancienne
qu'elle était, n'en était pas moins dans un état
d'acuité, pour lequel les eaux de Bourbonne ne
pouvaient qu'être nuisibles. Je répondis donc
négativement pour ce dernier, mais j'engageai
le docteur à m'expédier, dans le cours de la
saison, *ses jambes de coton*, espérant pour elles
un heureux résultat de ce voyage. M. G.... nous
arriva dans le courant de juillet 1828. Une maladie
grave survenue à son fils unique, l'empêcha de
penser à lui-même; et ce ne fut que près d'un
mois après, et lorsque son fils fut totalement
hors de danger, que M. G... se disposa à prendre
une saison des eaux. Elles furent administrées avec
les ménagemens nécessaires chez un homme de
la stature de M. G..., dont la face vultueuse paraissait annoncer constamment une attaque immi-
nente d'apoplexie. Il les supporta à merveille, usa
de très-peu de régime, et repartit pour Chaumont,
à la fin d'une seule saison. L'automne se passa
parfaitement, ainsi que l'hiver, « qui (m'écrivait

» sa demoiselle, maintenant M.ᵐᵉ C....,) n'avait
» depuis bien long-temps été aussi avantageux à
» son père. » A mon passage par Chaumont, au
printemps suivant (mai 1829), il n'avait éprouvé
qu'une très-légère atteinte de goutte à la main.
M. G.... est revenu prendre une seconde saison
dans cette année: et je ne doute pas, qu'en suivant
cette méthode, durant deux à trois ans encore,
il ne voie terminer entièrement cette maladie
douloureuse qui lui rendait l'existence si pénible.

Je pourrais relater un grand nombre d'observations, où la goutte atonique a retiré les meilleurs effets de l'usage des eaux de Bourbonne.
Un de leurs résultats constans est le retour des
concrétions articulaires à l'état de pulpe créta-
cée : cette matière est si ténue, qu'elle s'échappe
par les pores de la peau, et débarrasse ainsi les
articulations de cet amas calcaire qui empêchait
leur mouvement. Je rappellerai à ce sujet, et
brièvement, le cas de M. L...., riche Anglais,
âgé de soixante ans, adonné aux liqueurs spiritueuses dès son enfance, et qui, habitant, depuis
la paix, la ville de Tours, se rendit à Bourbonne en
juillet 1827, ayant les mains tellement renversées
en dedans sur l'avant-bras, par ces nodosités, qu'il
n'en conservait plus qu'un mouvement de totalité,
et ne saisissait le verre, auteur de son infortune,

qu'à l'aide de ces deux espèces de moignons rapprochés et réunis. Ses pieds offraient des difformités analogues : deux substances concrètes, simulant deux os longs, s'étaient en outre formées dans la gaîne des jumeaux, et remontaient jusqu'au jarret. Deux saisons des eaux de Bourbonne, durant lesquelles il me fut impossible de l'astreindre à aucun régime, le débarrassèrent de ces concrétions, et il put se servir de ses mains et de ses pieds, beaucoup mieux qu'il ne l'avait fait depuis bien des années.

OBSERVATION XXXIII.

GOUTTE ATONIQUE, COMPLIQUÉE DE RHUMATISME, etc.

Nous avons vu, dans l'observation précédente, une goutte atonique chez un homme fort, sanguin, vigoureux, devenue telle après des accès très-violens, et, pour ainsi dire, de lasse-guerre. Cette observation nous présentera un contraste frappant avec la précédente. Elle regarde un jeune homme de vingt-trois ans, d'une complexion et d'un tempérament extrêmement chétifs ; du reste, homme de beaucoup de moyens, et, par contresens avec son état physique, appartenant à l'état militaire. Voici le récit que fait de sa maladie,

M. M.... de M...., lui-même. « Ma santé a com-
» mencé à se déranger en 1823, en Espagne,
» où le régiment dont je fais partie, a fait, pen-
» dant toute la campagne, des marches presque
» continuelles et trop fatigantes pour moi, qui
» entrais à peine dans ma dix-huitième année.
» Étant en Andalousie, j'eus pendant deux mois,
» une diarrhée violente, fréquemment accompa-
» gnée de fièvre. J'en conservai une inflamma-
» tion de l'intestin rectum, qui résista, dans le
» temps, à divers traitemens, peu suivis il est
» vrai, et a cédé immédiatement, en 1827, à
» l'usage des eaux de Bourbonne ; mais n'anti-
» cipons pas sur l'ordre chronologique de mes
» malheurs.

» Dans les premiers jours de janvier 1824, le
» régiment étant en marche, pour prendre gar-
» nison à Pau, au retour d'Espagne, mon pied
» gauche s'enfla beaucoup, à la suite d'une pi-
» qure de sabre, malgré laquelle je continuai
» à marcher. Après quelques jours de repos, il
» me survint aussi une violente douleur au ge-
» nou gauche. Je fus à l'hôpital de Bayonne,
» après avoir inutilement employé les émolliens
» et les fortifians. Là, après avoir essayé sans
» succès les sangsues et les linimens volatils,
» on m'envoya aux eaux de Barrèges, que je
» pris quatre mois, sans éprouver de soulage-

» ment. Depuis ce temps, il m'est survenu di-
» verses douleurs à la hanche gauche, dans les
» reins, à l'angle de la mâchoire, etc. ; elles ont
» toutes disparu successivement, pour faire
» place à d'autres, dans les fesses, et une au
» talon droit.

» En 1826, j'ai eu un crachement de sang
» considérable, à la suite de rhumes négligés,
» accompagnés de toux opiniâtre. Dans la
» même année, j'ai eu une fluxion sur l'œil
» gauche, qu'il a fallu six semaines pour guérir
» avec les sangsues et les vésicatoires. Il m'en
» est survenu une 2ᵉ au même œil. Enfin cette
» même année, il s'est développé chez moi un
» joli petit accès de goutte au pied droit, qui
» me l'a tout-à-fait mis au niveau du gauche ; de
» sorte que, n'ayant pas désormais de raisons
» pour appuyer plus sur l'un que sur l'autre, à
» mon retour au régiment, mes camarades
» m'ont dit : vous ne voulez pas convenir que
» vous allez mieux, mais nous le voyons bien,
» puisque vous ne boitez plus. »

M. M... de M..., avec toute cette série d'infirmités, et l'extérieur le plus débile, arriva à
Bourbonne, dans les premiers jours de juin 1827,
étendu dans la voiture qui l'y avait apporté.
Ses deux pieds étaient nodosés et gonflés, ses

membres douloureux, et toutes les articulations prises, à tel point, que la position horizontale était la seule qui pût lui convenir, plusieurs jours encore après son arrivée. Il fit à Bourbonne une première saison. M. son père, auquel je témoignai toutes mes craintes sur son existence, vint le chercher, pour lui faire prendre l'air de la campagne dans les Vosges. Son départ fut horizontal comme son arrivée, et j'avoue que je ne comptais pas du tout sur son retour.

M. de M... revint cependant un mois après, peu changé, mais pouvant, à l'aide de béquilles, faire quelques pas. Il demeura à Bourbonne jusqu'à la fin de septembre de la même année, faisant usage des eaux à l'extérieur et à l'intérieur, et montrant déjà un peu plus de force qu'à son arrivée.

M. M... de M... est revenu successivement les deux années suivantes, 1828 et 1829, à Bourbonne. Il y a passé chaque fois quatre mois entiers, et est, en ce moment, et pour son tempérament, dans l'état de santé le plus désirable.

OBSERVATION XXXIV.

GOUTTE ATONIQUE DÈS LE PRINCIPE, CHEZ UN JEUNE HOMME.

Nous avons dit plus haut, que la goutte était presque toujours aigue; qu'elle devenait très rarement chronique; et que cette circonstance seule rendant utile aux malades, l'usage des eaux de Bourbonne dans cette maladie, la goutte devait, à quelques exceptions près, être placée dans le 5ᵉ chapitre de cet ouvrage, c'est-à-dire, dans la cathégorie des affections pour lesquelles les eaux de Bourbonne étaient positivement contre-indiquées.

Je présenterai ici, par anomalie, l'observation d'une goutte congéniale, chronique de prime abord, et guérie par l'usage de ces eaux.

M. S..., jeune homme de vingt-trois ans, fils et petit-fils de parens goutteux, fut envoyé par son médecin aux eaux de Bourbonne, dans le mois de juillet 1826. A l'âge de quinze ans, et à la suite d'un léger embarras gastrique, occasioné, pensait-il, par une petite débauche faite dans une réunion de jeunes gens de son âge, il éprouva de légères douleurs à tous les doigts des deux mains et des deux pieds. Toutes leurs articulations se gonflant peu à peu, avec une simple sensation de tiraillement et de gêne, le mirent, à la fin de l'année, dans l'impossibilité de se servir partiellement des doigts des mains, et rendirent sa marche infiniment douloureuse et difficile. M. S... passa ainsi, de l'âge de seize ans à celui de vingt-trois, avec un gonflement progressif des articulations, que le célèbre Chaussier, qu'il consulta alors, reconnut pour des concrétions arthritiques. A l'époque de son arrivée, ces tophus avaient différens volumes : les plus petits, celui d'une aveline, les plus considérables, celui d'un œuf de poule. Mais il prétendait que, quoique insensible, leur augmentation progressive n'en était pas moins journalière, et que depuis deux années surtout, ils avaient acquis une dimension disproportionnée avec les précédentes.

Je ne balançai pas à donner à M. S... les eaux à l'intérieur. Leur effet primitif fut de produire des sueurs considérables, qui se rallentirent bientôt, et furent suivies d'une augmentation notable des urines. La santé de M. S... continuant à être excellente, je le mis à l'usage des bains, et successivement des douches et des étuves. Ce fut alors, que les urines charrièrent une quantité notable d'urate de soude et d'ammoniaque, qui se cristallisait au fond du vase de nuit. Des affaires de famille rappelant M. S... chez lui, il partit de Bourbonne, très-content disait-il de son état, car il séparait un peu les doigts et pouvait marcher avec infiniment moins de gêne.

Je revis M. S... à Bourbonne, en Août 1827. Alors il marchait librement. Les mouvemens des doigts étaient devenus tels, qu'il pouvait saisir une plume, et écrire assez correctement; ses reins continuaient à sécréter en grande abondance la matière saline que j'avais déjà observée; les nodosités des doigts étaient sensiblement diminuées, et tout annonçait une terminaison heureuse et prochaine.

M. S... ne quitta Bourbonne que dans les derniers jours de septembre, ayant pris deux saisons complètes des eaux. Il y est revenu encore une fois en 1828; mais celle-ci a été la dernière. Ses pieds et ses mains étant entièrement dégagés, il ne séjourna à Bourbonne que quelques jours, et depuis-lors n'a éprouvé aucun retour de sa maladie.

Il n'y eut chez lui aucune ouverture de la peau, et tout fut repris par les vaisseaux absorbans; ce que j'attribue à l'usage des eaux qu'ont aidé son excellent tempérament et son très-jeune âge.

Ces cas de goutte primordialement atonique ,
sont très-rares ; cependant ils avaient déjà été
annotés par le Père de la Médecine , « chez
» certaines gens , dit-il , qui ont le cerveau
» large , » et depuis ont été remarqués par
Clerk et Barthe dans leurs Traités sur cette maladie. On sent combien cette affection est alors
du genre de celles que l'on doit traiter par les
moyens excitans , et conséquemment par les
eaux de Bourbonne.

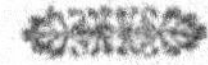

CHAPITRE IV.

DES AFFECTIONS CHRONIQUES DU TISSU GLANDULEUX.

******

LES tissus glanduleux forment la masse des organes de la vie. Leurs fonctions générales sont, 1° d'extraire des alimens les sucs nécessaires au maintien de l'existence; 2° d'en séparer les parties inutiles à la conservation de l'être vivant ; 3° enfin d'expulser au dehors les portions les plus anciennement organisées, et de les remplacer à chaque instant par l'animalisation des nouvelles. On voit par-là, quelles fonctions importantes remplissent les organes glanduleux, dans l'économie vivante.

La structure intime des glandes, quoique variable, suivant la nature de leur sécrétion, est cependant remarquable par la mollesse d'un tissu grénu, lobuleux, rempli de nerfs, de vaisseaux, et muni de canaux excréteurs.

Nous diviserons les tissus glanduleux, ou les glandes elles-mêmes, en deux grandes classes, dont la première comprendra les organes de la vie intérieure et réproductive, tels que le foie, le pancréas, les reins, les glandes salivaires, mammaires et lacrymales, les testicules et les ovaires.

La deuxième sera formée du derme, véritable enveloppe glanduleuse du corps qui, sous le nom de membranes muqueuses, se réfléchit dans tous les organes à issues extérieures. A cette classe appartiennent les ganglions lymphatiques, les cryptes muqueux, sébacés, unguineux, cérumineux, comme, la caroncule lacrymale, les criptes ciliaires, les amygdales, la prostate, etc, qui se confondent avec le vêtement général de toutes les parties.

La glande thyroïde, la rate, les capsules subrénales, etc, ont toujours été considérées par leur structure, comme appartenant à cette cathégorie, quoique manquant du caractère essentiel de l'existence d'un canal excréteur.

Quant au cerveau et aux ganglions nerveux,

vrais cerveaux de la vie intérieure, nous verrons, dans ce chapitre, le rôle qu'ils jouent dans le tissu glanduleux. Ne pourrait-on pas même considérer leur ensemble, y compris l'encéphale, comme un vaste appareil zoo-électrique, dont l'harmonie constitue le maintien de la vie intégrale; le désaccord, les maladies organiques, et l'interruption, la cessation inévitable de l'existence.

§. I.

DE L'OBSTRUCTION DES VISCÈRES DU BAS-VENTRE.

Il est un grand nombre de fièvres intermittentes sporadiques, et même endémiques dans quelques cantons marécageux, qui sont presque interminables. Le principe nerveux des viscères digestifs paraît en avoir été tellement affecté, qu'ils finissent par être plus ou moins frappés d'une espèce de paralysie, qui atteint un ou plusieurs des organes glanduleux abdominaux. Dans cet état, ceux-ci s'engouent des matériaux qu'ils ne peuvent plus porter à la périphérie; et tandis qu'ils acquièrent un volume infiniment supérieur à leurs proportions normales, les membres et le corps entier privés d'alimens, tombent eux-mêmes dans une véritable atonie. Les viscères qui paraissent les plus disposés à cette ampliation morbide, tant à raison de leurs

fonctions que par leurs dimensions naturelles ,
sont le foie et la rate. Il arrive souvent qu'un
de ces organes occupe à lui seul toute l'étendue de l'abdomen. Dans de pareils cas , la stase
des circulations veineuses et capillaires , fait per-
dre à leur membrane séreuse leur faculté résorbante ; et succèdent alors à ces premiers symptômes, des variétés d'hydropisie générale ou partielle , qui viennent encore compliquer l'affection
primitive et en accroître les dangers. C'est à cet
état que l'on a donné le nom générique d'obstruction des viscères du bas-ventre.

Tous les auteurs s'accordent à regarder l'usage
des eaux thermales de Bourbonne, comme sou-
verain dans ces circonstances.

Indépendamment des fièvres intermittentes
rebelles qui affluent tous les ans à Bourbonne,
et qui cèdent promptement au seul usage intérieur des eaux thermales , on ne peut se figurer le
nombre des obstructions qu'y envoient par fois
certains hôpitaux militaires du royaume. En
1828, par exemple, à la suite d'un été chaud, le
15ᵉ régiment d'infanterie légère, en garnison à
Dunkerque, et les 49ᵉ et 53ᵉ régimens d'infanterie de ligne, venant de Rochefort, dirigèrent
sur Bourbonne, plus de cent soldats atteints de

ce genre de maladie. Tous leurs certificats portaient, *atteints d'engorgemens chroniques des viscères du bas-ventre, suite de fièvres intermittentes rebelles, traitées sans succès dans les hôpitaux.* Je puis affirmer que tous y ont obtenu la même année, ou une guérison parfaite, ou une amélioration, qui a été couronnée, l'année suivante, du succès le plus complet.

Il est de ces obstructions anciennes, où, de même que dans les paralysies prolongées, la nature paraît s'être tellement habituée à ce genre d'existence maladive, qu'il est besoin d'un temps infini pour rappeler la vie intégrale dans le viscère qui en a été si long-temps dépourvu. Je me contenterai d'en rapporter ici deux cas remarquables.

OBSERVATION XXXV.

OBSTRUCTION GÉNÉRALE DES VISCÈRES DU BAS-VENTRE.

Le capitaine G...., âgé de quarante ans, était en 1827, à son arrivée à Bourbonne, atteint d'un engorgement chronique général des viscères abdominaux. N'étant encore que simple soldat, une fièvre intermittente contractée à Berlin en 1808, à laquelle, jusqu'en 1810, et malgré l'emploi de tous les remèdes, succéda une fièvre

lente continue, avait précédé cet état maladif.
Depuis ce temps, de svelte et léger, tel que le
comportait son âge, il était devenu lourd, obèze;
et son bas-ventre avait pris un tel développement, qu'il lui était impossible de faire aucun
exercice, sans être à l'instant hors d'haleine.
Différentes maladies, en apparence étrangères
à la première, le contraignirent fréquemment
à entrer dans les hôpitaux de l'armée, dont il
ne sortait, pour l'ordinaire, que la veille d'une
bataille. Ses joues étaient livides et pendantes ;
ses paupières étaient infiltrées; sa respiration
gênée au moindre mouvement, quoique la poitrine parut saine, et qu'elle n'eut à souffrir que
de la compression qu'exerçait sur le diaphragme
l'immense développement des viscères abdominaux. Les deux bras étaient douloureux, ce qu'il
attribuait à un ancien rhumatisme. Le foie et la
rate, se recouvrant mutuellement par leur bord
interne, remplissaient la cavité du bas-ventre. Les
jambes étaient œdémateuses, etc. Telle était la
série de symptômes que présentait le capitaine
G...., à son entrée à l'hôpital militaire. Soumis au traitement des bains et de l'eau thermale en boisson, il récupéra un peu de forces, la
première année, mais sans diminution apparente
de son énorme volume. M. G.... est revenu successivement, en 1828 et 1829, à Bourbonne; et

son état s'améliorant à chacun de ces voyages,
il en est sorti cette dernière fois, gras, mais
frais, respirant librement, et se livrant sans gêne
à tous les exercices que lui permet son âge, et
qu'exige la carrière qu'il a parcourue d'une manière assez distinguée, pour avoir obtenu un
avancement rapide, malgré les interruptions
répétées qu'à dû nécessiter sa maladie.

OBSERVATION XXXVI.

ENGORGEMENT CHRONIQUE DU FOIE.
(HÉPATITE-CHRONIQUE.)

Relation du Malade.

« J'ai trente-quatre ans, taille de cinq pieds
» sept pouces, corps grèle, dix-neuf ans de
» service, dix campagnes, six blessures; (1813),
» à la jambe droite et au talon gauche: (1814),
» coup de feu aux deux cuisses; (1815), forte
» contusion à l'épaule droite, coup de bayon-
» nette au côté gauche.

» Je n'ai jamais eu de maladie et ne me suis
» enivré qu'une seule fois dans ma vie.

» J'ai été exempt de toute infirmité jusqu'en
» 1817; mais alors un gonflement considérable
» se manifesta à la cuisse et au genou droit. Je
» fus envoyé à Bourbonne ; j'y fis usage des

» eaux en bains et en douches seulement, avec
» un plein succès, puisque je n'ai jamais depuis
» éprouvé aucune douleur dans ces parties.

» Atteint, en 1818, d'une fièvre inflamma-
» toire miliaire; ce fut après cette maladie
» que je ressentis, pour la première fois, une
» forte douleur sous l'omoplate droite, dou-
» leur à laquelle je n'attachai aucune impor-
» tance, et que je considérai comme le résultat
» de ma contusion de 1815. Néanmoins, souf-
» frant dans cette partie et sous l'aisselle droite,
» éprouvant des tiraillemens sous le teton; très-
» opressé, ayant un malaise général, un caractère
» difficile, je consultai et on me fit appliquer
» sur ladite omoplate un vésicatoire, que je
» conservai trois mois, mais sans aucun succès.
» On me renvoya à Aix pour douleurs rhumatis-
» males chroniques. Cette fois je fus désappointé,
» et sortis des eaux, dont je ne fis encore qu'un
» usage externe, avec un dégoût extrême, et
» un accroissement de morosité qui se portait
» sur tout ce qui m'environnait.

» Mes fonctions d'adjudant-major exigent
» beaucoup d'activité : je n'ai jamais cessé de
» faire mon service; la chaleur diminuait mes
» douleurs; le froid les rendait plus sensibles.
» Si quelquefois, après une selle pénible, qui
» m'était annoncée d'avance par la force de la

» douleur de l'omoplate et des démangeaisons à
» l'anus, je rendais un peu de sang, je me trou-
» vais à l'instant même et pour quelques jours
» à mon aise.

» C'est dans cet état que je passai de 1822 à
» 1825. Je revins alors d'Espagne, où je n'avais
» vécu que de régime, n'en pouvant plus, d'une
» maigreur extrême, le teint cuivré, ayant tota-
» lement perdu l'appétit, et d'une humeur insup-
» portable à moi-même; M. le D.ʳ Négrin re-
» connut enfin la maladie, dont la douleur à
» l'omoplate n'était qu'un symptôme. Tous les
» remèdes qu'il mit en usage, sangsues à l'anus,
» bains, lavemens émolliens, etc, adoucirent
» ma position, mais il me survint une ictère qui,
» par sa persistence, détermina ce docteur à me
» renvoyer à Bourbonne. »

C'est à la suite de cette série de symptômes,
qu'arriva en 1826 M. G...., adjudant-major du
3ᵉ régiment d'infanterie légère. Les bains, l'eau
en boisson et quelques douches légères, amélio-
rèrent son état, la première année. Il y est revenu, les trois suivantes, et en est enfin sorti en
1829, totalement guéri et jouissant d'une santé à
laquelle il n'osait presque plus prétendre.

Une des observations les plus saillantes de

l'effet des eaux de Bourbonne dans ce genre d'affection est la suivante.

OBSERVATION XXXVII.

HYDROPISIE : INFLAMMATION CHRONIQUE DE TOUS LES VISCÈRES ABDOMINAUX, EXOSTOSES TIBIALES, ET RHUMATISMES GÉNÉRAUX.

M. Br....., ancien militaire, âgé de trente-trois ans, fut apporté le 15 juin 1827 à Bourbonne, dans un état difficile à bien décrire, mais offrant tous les symptômes de l'âge le plus avancé et même de la décrépitude : perte des cheveux, maigreur extrême, impotence musculaire de tous les membres, respiration anhéleuse et toux répétée ; énorme développement du ventre, sensation obscure à travers les tégumens, d'un accroissement prodigieux de la rate et du foie, qui se recouvraient l'un et l'autre à l'épigastre ; douleur poignante à l'estomac, aussitôt après l'ingestion de quelques alimens ; fluctuation, sensible au toucher, d'eau contenue dans l'abdomen ; tension et roideur parcheminée de la peau de ces parties. Si l'on ajoute à cela, des douleurs intolérables aux quatre membres et deux exostoses à chaque tibia, l'on aura une idée exacte de l'état dans lequel se trouvait M. Br.... à son arrivée. M. Br.... pense

que sa maladie avait commencé par un traitement mercuriel interne et externe, datant de
trois années, traitement, à la suite duquel il lui
était survenu une fièvre intermittente rebelle, qui
avait nécessité l'emploi du quinquina à haute
dose. Il y avait déjà dix-huit mois que les médecins l'avaient condamné à l'air natal pour tout
remède; et de Corbeil lieu de son domicile, on
l'envoyait, en désespoir de cause et pour dernière ressource, aux eaux de Bourbonne.

On sent combien de ménagemens nécessitait
une telle complication de symptômes. Les eaux
ne purent être d'abord employées qu'à l'extérieur
et en bains. Ce genre de médication paraissant
avoir d'heureux résultats, je ne balançai pas à
mettre en usage la douche en arrosoir sur tous
les membres et principalement sur l'abdomen.
J'en obtins une transpiration abondante et des
urines, qui, depuis long-temps, étaient rares et
briquetées. Là se borna notre première saison,
composée seulement de seize bains et de huit
douches en arrosoir. Déjà le malade pouvait s'appuyer un peu sur ses jambes, en supportant le
tronc sur des béquilles. Il commença à exécuter
quelques mouvemens gymnastiques et réguliers,
et à s'exposer devant son habitation aux rayons
du soleil. Son repos fut de dix jours.

Dans une deuxième saison, de durée ordinaire, et qu'il put supporter avec beaucoup plus de facilité que la première, je joignis aux bains, les douches à demi-canal et l'usage journalier d'un verre d'eau minérale en boisson.

Une troisième saison eut encore lieu, après laquelle M. Br.... partit pour Paris, pouvant faire aisément une demi-lieue et plus à pied. Il usait alors librement de ses bras; mais le bas-ventre était encore un peu volumineux ainsi que les exostoses, dont les douleurs avaient cependant diminué dans la proportion des autres symptômes.

Il paraît que l'hiver n'entrava, en aucune manière, l'effet successif des eaux, et qu'elles continuèrent leur action jusqu'au printemps; car M. Br...., en retournant à Bourbonne en juillet 1828, avait déjà récupéré la plus grande partie de son ancienne existence. Il était frais et dispos; son ventre avait repris son volume normal. Toutes les douleurs s'étaient dissipées, et il ne lui restait plus que ses exostoses, dont il se débarrassa complètement en deux saisons de bains et de douches, auxquelles je joignis l'emploi des étuves, et les sudorifiques à l'intérieur.

M. Br.... sortit de Bourbonne sur la fin d'août pour se marier, jouissant d'une santé parfaite, et ne conservant plus aucun symptôme de sa cruelle maladie.

Toutes les affections qui peuvent attaquer le système glanduleux, telles que les scrophules, le carreau de l'enfance, la chlorose et l'aménorrhée, tiennent le premier rang parmi celles où les auteurs ont préconisé avec une juste raison l'emploi des eaux thermales de Bourbonne. La crainte de rendre ce Précis trop volumineux me retient seule sur le nombre ou le choix des exemples. Dans les deux dernières circonstances, c'est pour l'ordinaire la rate qui est primitivement affectée, et le foie ne l'est alors que d'une manière secondaire.

DE L'INFLAMMATION CHRONIQUE DU FOIE
(HÉPATITE CHRONIQUE).

L'inflammation chronique du foie est beaucoup plus commune que son inflammation aigue, à laquelle cependant elle succède quelquefois. C'est la première seule, dont nous ayons à nous occuper ici. Nous avons déjà dit que cette maladie longue, douloureuse et simulant la gastrite aigue, surtout, lorsqu'elle occupe la face inférieure du viscère, était presque toujours accompagnée de douleurs derrière la clavicule, et à l'angle inférieur de l'omoplate droite, de sensation insupportable de pesanteur, de torpeur et de fourmillemens dans le bras correspondant, de tension spasmodique à la région précordiale, etc. Souvent aussi elle complique la gastrite et en devient par là plus rebelle. Nous en donnerons ici un exemple.

OBSERVATION XXXVIII.

HÉPATITE CHRONIQUE, COMPLIQUÉE DE GASTRITE.

Mlle T..., jeune personne d'un tempérament nerveux et sanguin, adorée de ses parens et chérie de tous ceux qui la connaissent, eut, à l'âge de dix-huit ans, un motif de chagrin violent, qui bouleversa en un instant tout son être, et qui lui occasiona une douleur aigue et pongitive du côté droit, à laquelle se joignit bientôt un vomissement perpétuel. Son existence ne fut, depuis ce temps, qu'une longue série de tourmens. Les calmans et les antispasmodiques de toutes espèces, furent employés sans succès. Aucune substance, même liquide, ne pouvait être ingérée, sans exciter aussitôt les plus vives douleurs, et cette *vomiturition* constante était telle, que ce rejet s'opérait, sans aucune contraction apparente,

et ne se manifestait , immédiatement après , que
par les larmes d'angoisses , dont ses yeux étaient
baignés.

Une très-petite quantité d'eau d'orge et de
lait à une température glacée, était, avec des
groseilles sucrées , le seul genre d'aliment dont
l'estomac parut supporter le moins impatiemm-
ment la présence. Les matières vomies étaient
des mucosités verdâtres , beaucoup plus abondantes que ses boissons , et d'une acidité révol-
tante. Cependant, depuis un aussi long laps de
temps , les menstrues avaient conservé leur
régularité normale , et M.lle T... était fraîche
et beaucoup moins amaigrie que ne le comportait une aussi longue et aussi rigoureuse
abstinence. Ce qui fatiguait le plus la malade ,
était la permanence de la douleur aigue à la
région du foie , douleur qui , remontant à
l'épaule du même côté, rendait ses mouvemens ,
ainsi que ceux du bras , infiniment pénibles.
Depuis long-temps, la cause morale de la maladie
avait cessé , et ses effets cruels lui en rappelaient
seuls le souvenir.

Telle était la position de M.lle T... , en août
1827 , lorsque six ans après l'invasion de la
maladie , je la vis pour la première fois à Bour-

bonne. Elle revenait alors des eaux de Plombié-
res, dont elle avait déjà, deux fois et sans aucune
amélioration, tenté l'usage.

D'après cet exposé, et d'après la sensibilité
exquise de la région hépatique, mon opinion
se fixa sur l'idée d'une affection primitive de
la face inférieure du foie, et de la réaction
sympathique et de contiguité de ce viscère sur
l'estomac. Dans cette présomption, je prescrivis
les bains d'eau thermale et la douche en arrosoir
sur la région de l'hypocondre droit. Comme ces
moyens paraissaient réussir, et que les eaux de
Plombières avaient très-bien passé en boisson,
je tentai l'emploi de celles de Bourbonne à la
dose d'une demi-once, unie avec partie égale
de lait, pour la première fois. Je me gardai bien
d'y revenir une seconde; car le vomissement
qui paraissait un peu calmé, reparut avec une
telle violence, que je redoutai un moment pour
la vie de la malade. Après avoir suspendu, par
l'eau glacée et les bains répétés, cette sur-irrita-
tion gastrique, que j'avais à me reprocher à
moi-même, j'en revins aux ventouses sèches
journalières sur le point douloureux, et à l'infusion laiteuse de fleurs de genêt commun,
genista tinctorum, dont je me suis toujours
parfaitement trouvé dans ces cas, et dans quel-

ques-unes des affections de la peau (j'y reviendrai plus bas, en traitant des maladies cutanées). A ces moyens je joignis l'application du taffetas gommé sur la région hépatique. La malade passa ainsi les deux saisons de son séjour à Bourbonne. Déjà la douleur du côté droit était devenue beaucoup moins violente : quelques alimens commençaient à passer, mais toujours pris dans les décoctions de graminées laiteuses et à la plus basse température possible. Les forces revenaient graduellement ; et lorsqu'en mai 1828, je revis à Paris Mlle T..., je la trouvai grasse, fraîche et mangeant à peu près de tout, mais avec une retenue et une modération extrêmes. « Arrivez (m'avait-elle écrit), je mange » de tout ; et je bois même du vin. » A cette époque de sa convalescence, Mlle T... eut à regretter la perte d'un vieillard, l'ami de sa famille. L'impression qu'elle reçut de sa vue, sur son lit de mort, rappela le vomissement, mais qui ne fut pas de longue durée.

La malade revint à Bourbonne, en août 1828, et y prit une saison avec succès. Elle y est retournée en 1829 et 1830, mieux portante, mais vivant avec la plus grande circonspection. Parfois, les douleurs hépatiques se réveillent encore : mais les vomissemens ont entièrement disparu, et je suis convaincu que son retour aux eaux sera le terme de cette longue et grave maladie.

§. 2.

Nous avons dit, plus haut, que la peau ou le chorium était un véritable réseau glanduleux, auquel viennent aboutir, de l'intérieur, à la périphérie, tous les vaisseaux capillaires excréteurs, et d'où part la masse des absorbans et des filets nerveux, qui, se rendant chacun à leur centre commun, entretiennent ainsi la correspondance vitale mutuelle, du dehors, aux organes intérieurs. Recouvert par l'épiderme, que nous avons considéré comme une vaste poche séreuse, qui embrasse en totalité l'économie, le derme est l'organe glanduleux le plus étendu en surface, et le siége de toutes les maladies qui attaquent la peau elle-même.

Cet organe, habituellement en contact avec les agens extérieurs, peut être immédiatement affecté par eux ; ou il l'est médiatement par la nature des fluides excrémentiels que lui envoient les parties profondes de l'organisme ; ou enfin, il est attaqué simultanément par ces deux causes réunies.

Dans toutes ces hypothèses, et en partant toujours du même principe, c'est-à-dire que nous ne traitons ici que des maladies chroniques et atônes, la peau peut être le siége de solutions de continuité cacoèthes et adynamiques; circonstances dans lesquelles les eaux de Bourbonne ont opéré et opèrent chaque jour des cures qui tiennent du prodige. C'est en réveillant la vie dans ces ulcères profonds, fongueux et phadagéniques, qu'elles les font passer à l'état de plaies simples et susceptibles de guérison.

C'est aussi à la peau que paraît se borner l'immense cathégorie des dartres; quoique la plus grande partie d'entre elles ne soit que le symptôme d'autres affections, et qu'il y en ait très-peu d'idiopathiques. Comme les dartres forment à elles seules, le dixième, au moins, des maladies qui sont envoyées aux eaux de Bourbonne chaque année, nous allons en traiter plus en détail.

DES HERPES (DARTRES).

Les dartres sont une maladie bornée, en apparence, à l'épiderme et au derme. Elles s'annoncent ordinairement par de petites élévations de la peau, et par des érosions partielles, auxquelles se joint un prurit souvent intolérable. Ces petites ulcérations fournissent un genre d'ichor, ou de suppuration particulière, qui se concrète en lamelles furfuracées, se maintient à la surface en goutelettes gommeuses, à l'instar du suintement morbide de quelques arbres à noyaux, ou s'amoncèle en croûtes écailleuses.

Quelques dartres semblent bornées, ou à peu près, aux parties qu'elles ont d'abord affectées : d'autres paraissent ronger leurs bords et s'étendre de proche en proche. Quelques-unes occupant tout l'organe cutané, n'attaquent que superficiellement le derme, et ne sont remarquables que par un état plus ou moins bizarrement tigré de la peau; d'autres la sillonnent profondément, et communiquent même leur inflammation au tissu cellulaire subjacent. Il est des dartres, et c'est le petit nombre, que l'on peut considérer comme idiopathiques, c'est-à-dire comme des lésions primitives de la peau; d'autres, au contraire, ne sont que des symptômes concomitans ou consécutifs d'autres affections maladives. La gale, le scorbut, les scrophules, la syphilis, la goutte, les rhumatismes, etc., peuvent donner naissance à des dartres plus ou moins rebelles. L'opinion commune est, qu'elles sont toutes plus ou moins communicatives; et ce qui rendrait cette assertion assez plausible, est leur transmission fréquente par le contact, des animaux à l'homme même; tant est grande l'impressionnabilité de la peau chez certains individus. Les dartres, offrant une diversité si prodigieuse dans leurs causes et dans leur aspect, doivent être classées parmi les maladies de la cure la plus difficile. Leur traitement empirique offre chaque jour des preuves funestes du danger que présente leur répercussion. Nous pensons que, dans le plus grand nombre de cas, c'est pour avoir négligé la recherche de leurs causes premières, et ne pas les avoir traitées conséquemment à leur origine, qu'un si grand nombre d'affections herpétiques ne font que disparaître, et se remontrent ensuite de plus belle, après avoir paru céder entièrement et pendant un assez long terme. L'emploi des eaux thermales de Bourbonne nous a semblé, dans tous les cas, favoriser singulièrement leur traitement.

J'ai annoncé plus haut que j'employais souvent, dans ces cas, l'infusion des fleurs de genêt : non pas que je la considère comme une panacée universelle dans toutes les maladies dartreuses ; mais parce que, portant à la peau dont elle calme l'érétisme, j'ai trouvé infiniment utile de l'associer aux autres moyens usités dans ce genre de maladie. Il serait vivement à désirer que les chirurgiens-majors des corps, qui envoient des dartreux à Bourbonne, ou les individus eux-mêmes, atteints de dartres en arrivant aux eaux, nous donnassent, un an ou deux après en avoir fait usage, une notice exacte de l'état dans lequel ils se trouvent. Jusque-là, nous n'aurons encore que des données insuffisantes sur la certitude du traitement.

OBSERVATION XXXIX.

HERPES PSORIQUES ET SYPHILITIQUES.

Relation du malade.

« En janvier 1814, étant en campagne, j'ai
» eu la gale. En rentrant, je l'ai traitée et ne l'ai
» guérie qu'imparfaitement, puisqu'à chaque
» printemps il m'en venait au poignet de petits
» boutons. En 1816, j'ai eu une gonorrhée, et
» par suite quelques poireaux, que je n'ai bien
» guéris qu'en 1817, après avoir avoir suivi
» d'assez mauvais traitemens, qui se sont com-
» posés d'huile de copahu et de pommes de co-
» loquinte dans du vin blanc. Dans la même
» année, la gale s'est remontrée de nouveau et
» a été guérie à l'hôpital. Après plus d'un mois,

» des dartres sont survenues et se sont montrées
» sur presque toutes les parties du corps. Dans
» le mois de juin 1817, j'ai été à peu près guéri
» de cette affection. Le traitement que j'ai suivi,
» s'est composé de bains sulfureux. En 1818 et
» 1819, ces dartres se sont montrées de nouveau,
» et j'ai suivi un traitement de rob, de sirop
» antiscorbutique et de solution mercurielle.
» J'en ai ressenti peu de soulagement. En 1821,
» j'ai été aux eaux de Barèges pendant deux
» saisons, et je fus à peu de chose près guéri.
» Les années suivantes, mes dartres ont encore
» reparu. En 1826, j'ai recommencé un nou-
» veau traitement avec le syrop de Dupont, dit
» le régénérateur du sang sans mercure. Il ne
» me reste plus qu'une seule dartre à la cuisse
» et une petite à la jambe droite. »

M. L...., auteur de cette note, a été entièrement débarrassé de ses deux dartres, tant par
les remèdes auxquels il s'était déjà soumis, que
par l'usage de l'infusion de fleurs de genêt, des
bains et des étuves qu'il prit à Bourbonne
en 1828. Les dartres n'avaient pas reparu en
1830, mais il serait à désirer, je le répète, que
l'on suivît long-temps de pareils malades, pour
pouvoir asseoir un jugement plus assuré sur
l'efficacité des eaux de Bourbonne dans cette

maladie. On voit ici, par le nombre de récidives, combien l'on doit peu se flatter d'un succès réel, avant qu'il n'y ait assez de temps révolu pour faire juger la cure parfaite.

OBSERVATION XL.

HERPES ET RHUMATISME. PSORIQUE.

Relation du malade.

« L'humeur dartreuse qui me tourmente de-
» puis cinq à six ans, tire son origine d'une
» gale que j'ai eu en 1812, étant prisonnier,
» gale qui fut mal guérie. Depuis ce temps,
» j'ai constamment eu des clous; et par suite
» des dartres sont venues, changeant souvent
» de place, mais se fixant particulièrement à
» l'endroit où venaient les clous qui se mon-
» traient presque toujours à la marge de l'anus.
» Jamais je n'ai eu de mal vénérien. Les remèdes
» que j'ai faits, sont les bains d'eau douce, de
» mer et de vapeurs, les tisanes rafraîchis-
» santes, surtout celles d'orge et de douce-
» amère : jusqu'ici tout a été infructueux. J'ai
» un rhumatisme qui me parcourt tout le corps,
» et dont le siége paraît être à la partie extérieure
» de la cuisse droite. Ce membre paraît toujours

» un peu engourdi. Le rhumatisme me tient
» souvent dans le derrière de la tête : j'en souffre
» beaucoup ; une grande chaleur m'y apporte du
» soulagement. »

M. de M.... a passé durant deux années de
suite , 1827 et 1828, et à chaque fois deux
saisons à Bourbonne. Non plus que le précédent , il n'a jusqu'ici éprouvé aucune récidive.

OBSERVATION XLI.

HERPES SYPHILITIQUES.

« L'époque à laquelle mes dartres se sont
» déclarées est tellement éloignée de celle où
» j'ai été atteint d'une gonorrhée, que j'ai long-
» temps douté que cette première maladie en
» fut la cause. Cependant, la négligence que j'ai
» mise à me guérir , négligence pour ainsi dire
» forcée, puisque j'étais alors au sein de ma
» famille, à laquelle je désirais laisser ignorer
» ma position , a pu seule amener ce fatal
» résultat.

» La gonorrhée s'est déclarée au mois de
» novembre 1821 : restée sans traitement, elle
» n'a cessé de couler qu'au mois de mars 1823.
» A cette époque j'eus à la jambe gauche un

» ulcère qui me dura plus d'un an : j'en guéris ;
» mais il m'en revint un autre un mois après,
» dont je n'obtins la guérison qu'au bout de
» quatre mois de souffrances. Je croyais être à
» peu près quitte de tous ces maux, lorsque les
» dartres se déclarèrent au mois de novembre
» 1815. Aucun de mes membres, aucune partie
» de mon corps ne furent exempts de la lèpre qui
» semblait me couvrir. On fut obligé de me
» raser la tête ; ma figure même était mécon-
» naissable. De nombreux bains de vapeurs que
» je pris à Nancy, me débarrassèrent entière-
» ment de cette affreuse maladie. En 1826 et
» 1827, j'eus encore quelques taches qui se dis-
» sipèrent sans remèdes. Depuis six mois seu-
» lement, cette même maladie m'est revenue.
» Espérant le même effet des bains de vapeurs,
« je les ai pris, mais cette fois sans succès. »

M. Ch.... arriva à Bourbonne au mois de juillet
1828, porteur de quelques taches rougeâtres sur
tout le corps ; mais ayant les deux jambes dé-
nuées de leur épiderme, et poussant de profonds
gémissemens, à chaque fois qu'il fallait en séparer
le linge que l'exhalation gommeuse y avait attaché. Il fut mis au traitement mixte des sudorifiques, des bains et des étuves ; et lorsque l'épiderme se fut régénéré sur les parties auparavant

altérées, des cataplasmes de boues de Bourbonne furent appliqués, pour rendre la solidité à ces parties. Ce traitement réussit ; mais a-t-il été assez complet pour détruire entièrement le germe de la maladie ? ne reparaîtra-t-elle plus, comme elle l'a fait depuis 1825 ? c'est ce que je suis loin d'affirmer, et ce qu'il serait avantageux de savoir, quoique à la fin de 1830 il se portât fort bien, et n'eût éprouvé jusqu'alors aucun retour de cette affreuse maladie.

OBSERVATION XLII.

DARTRE SYPHILITIQUE, COMPLIQUÉE, etc.

Relation du malade.

« En 1814, une gonorrhée très-douloureuse ;
» trois mois de traitement. En 1815, des poi-
» raux qui disparurent sans traitement. En 1816,
» un léger écoulement, qui disparut seul. En
» 1817, apparition d'un petit bouton au-dessous
» du nez, qui devint assez fort avec des symp-
» tômes dartreux. 1818, un fort écoulement
» sanguin uréthral, qui disparut entièrement à
» la suite d'une saignée. 1822, une blenhor-
» ragie très-douloureuse, phymosis, chancres ;
» demi-traitement qui ne fit que blanchir la
» maladie. En 1823, la maladie existant tou-

» jours, le phimosis et les chancres disparu-
» rent à la suite d'une longue route, et furent
» remplacés par des végétations à l'anus. 1824,
» traité, et la même année un écoulement qui
» céda aux injections. 1827, le bouton dartreux
» reparut et existe encore; on y mit quelques
» sangsues. 1828, léger écoulement supprimé par
» des injections.

» (En 1819 j'avais reçu un fort coup de sabre
» à la partie supérieure de la rotule, qui occa-
» siona beaucoup de maigreur à toute la jambe.
» 1820, je vins pour cet accident prendre les
» eaux de Bourbonne avec succès.) »

Telle est l'observation vraiment concise de la
vie syphilitique de M. Fl...., jeune homme de
trente ans au plus, lorsqu'en 1828 il se rendit
à Bourbonne. Le traitement que je considérai
comme devant être celui d'une syphilis devenue
constitutionnelle, fut parfaitement secondé par
l'usage des eaux et surtout par les étuves. M. Fl...
prit quatre saisons des eaux, et sans aucune
application extérieure sur sa dartre, la vit disparaître, ainsi que quelques végétations qui subsistaient encore à la marge de l'anus. Comme
j'ai suivi ce malade jusqu'à ce moment, je puis
assurer qu'il n'a pas éprouvé de récidive.

OBSERVATION XLIII.

DARTRES SYPHILITIQUES.

Relation du malade.

« Les dartres dont je suis atteint, se sont dé-
» clarées au mois de septembre 1823. A cette épo-
» que, je ne les considérais que comme un simple
» échauffement. Je ne fis rien pour les faire dis-
» paraître et continuai toujours le même genre
» de vie, jusqu'au moment où les démangeaisons
» qu'elles me faisaient éprouver, devinrent insup-
» portables. Je fis alors usage de tisanes rafraî-
» chissantes, et de lotions sulfureuses. Par suite
» de ce traitement, que je continuai pendant
» deux mois entiers, je me trouvai presque
» entièrement rétabli. Je crus pouvoir recom-
» mencer à vivre avec mes camarades, et pen-
» dant six mois à peu près, je fus continuelle-
» ment bien. En 1824, mon mal reparut avec des
» symptômes beaucoup plus allarmans. Les bains
» sulfureux qui me furent ordonnés, produisi-
» rent le meilleur effet, et je me crus de nouveau
» à l'abri de toute autre pustule; mais trompé
» dans mon espoir, en 1826, cette même ma-
» ladie reparut dans un état effrayant. Le scro-

» tum, les cuisses, la verge et le bas-ventre
» furent en pleine suppuration. Depuis-lors et
» chaque année à des époques différentes, je
» me suis trouvé dans la même position. Après
» quatre mois de séjour dans l'hôpital de la garde
» royale, et un traitement anti-vénérien, suivi
» avec la plus grande exactitude, je retournai à
» mon corps. Je me trouvais alors dans une posi-
» tion tellement déplorable, que je fus forcé d'en-
» trer dans une maison de santé. J'y fus traité
» par M. Alibert, qui me prescrivit l'usage des
» bains sulfureux, et de cataplasmes de graine
» de lin : les lotions adoucissantes et souvent
» répétées me furent également recommandées,
» et j'en fis le plus fréquent usage. Au 1.er janvier
» 1827, forcé de quitter ce traitement pour re-
» prendre mon service, je ne conservai que des
» taches de rougeur sur la partie interne de la
» cuisse. Ce ne fut que six mois après que cette
» maladie se remontra avec les mêmes symp-
» tômes. J'ai toujours, durant ces différentes
» rechutes, éprouvé les démangeaisons les plus
» insupportables et les douleurs les plus
» cruelles. Constamment privé de sommeil, j'ai
» souvent fait usage des narcotiques. Mainte-
» nant, je dois avouer qu'antérieurement et de-
» puis ma maladie, j'ai eu plusieurs chancres
» et un grand nombre de gonorrhées, qui ont

» toutes été traitées régulièrement. J'ai fait
» également, fort long-temps, un usage fré-
» quent, je dirai même immodéré, de vins et
» de liqueurs fortes. J'ai vu les médecins les plus
» célèbres de la capitale, j'en ai également con-
» sulté de très-fameux dans la province. Je me
» suis adressé à des charlatans qui m'ont admi-
» nistré l'*anémone pulsatille* intérieurement et
» extérieurement, et je suis encore à me res-
» sentir des effets que je devais attendre de
» tous ces traitemens. »

M. le capitaine M..., rédacteur de cette note,
est venu deux années de suite à Bourbonne, et
en est parti la seconde, après deux mois de séjour,
ne conservant aucun ressentiment de son affreuse maladie. Il a été, comme les précédens,
soumis au régime mixte. Seize mois après son
dernier départ, il n'avait encore ressenti aucun
retour de son état dartreux.

Je ne puis m'empêcher de transcrire à ce sujet
une note consignée dans le journal du D.ʳ Mongin-
Montrol, p. 16 de son précis, ainsi que les réflexions qui l'accompagnent.

« Un noble Polonais, qu'envoya à Bourbonne
» en l'an 1780, un médecin de Paris, portait,
» depuis plus de deux ans, une dartre humide,

» qui couvrait tout le bas du visage. Elle
» était entretenue par le virus en question, que
» l'usage du mercure n'avait pu détruire. Les
» eaux de Bourbonne en boisson et en bains,
» jointes aux frictions mercurielles, firent, après
» deux mois et demi de cet emploi combiné,
» disparaître la dartre. Le malade revint l'année
» suivante par reconnaissance, comme il s'en
» exprimait, et passa quelques jours aux eaux.
» Il est plus juste sans doute de laisser au *spé-*
» *cifique* l'honneur dont il est en possession, et
» qu'il partage avec peu de remèdes, si ce n'est
» peut-être le rob de Laffecteur ; mais il est des
» cas où différens moyens, tels que les eaux
» de Bourbonne, disposent mieux à l'action
» du mercure. »

Je pourrais facilement extraire de mes papiers
des centaines d'observations analogues aux précédentes.

Je terminerai cette série, déjà trop longue
d'observations sur cette maladie, par celle d'une
dartre rebelle (prurigo), et traitée avec succès
aux eaux de Bourbonne.

OBSERVATION XLIV.

HERPES PRURIGINEUX.

Relation du malade.

« En octobre 1827, je fus atteint sur tout le
» corps, d'une démangeaison qui m'empêchait
» de reposer et me forçait à me gratter au point
» de m'enlever la peau.

» Je consultai un docteur, qui considéra cette
» maladie comme un simple échauffement, et qui
» me prescrivit de prendre des bains, de m'abs-
» tenir de café, liqueurs, etc., ce que j'observai
» assez scrupuleusement.

» Néanmoins, comme cette démangeaison,
» loin d'avoir diminué, n'avait fait qu'augmen-
» ter : je consultai un autre médecin, qui m'en-
» gagea à continuer le régime et le traitement
» qui m'avaient été prescrits, et y ajouta une
» saignée de quatorze à quinze onces.

» Cette maladie, qu'il me désigna sous le
» nom de prurigo, devint de plus en plus in-
» supportable. Aussi avais-je sur une table de
» nuit, une éponge et de l'eau pour me lo-
« tionner, lorsque je ne pouvais plus supporter
» la chaleur du lit.

» Au bout de quinze jours, souffrant toujours

» autant, on rendit mes bains gélatineux ; mais
» ces derniers ayant eu de trop faibles résultats,
» on me fit prendre, un jour, un bain gélatineux,
» et le lendemain, un bain sulfureux, et cela
» pendant dix-huit à vingt jours de suite. Enfin,
» au commencement de décembre, je me trouvai
» beaucoup mieux, et je finis par ne plus rien
» ressentir. Au mois de mars 1828, ce prurigo
» revint ; je recommençai le même traitement,
« duquel j'obtins d'heureux succès ; je ne res-
» sentais, pour ainsi dire, aucune démangeaison.

» Vers la fin de juillet, ma maladie reparut
» aussi intense que la première fois. M. le
» D.ʳ Willaume, chirurgien en chef de l'hô-
» pital militaire de Metz, que je consultai,
» reconnut le prurigo. Je fus saigné trois fois,
» à huit jours d'intervalle, et je pris, alternative-
» ment, un bain simple et un bain de vapeurs
» sulfureuses. Chaque soir, on me frictionnait
» avec un onguent opiacé, et j'avais pour bois-
» son des tisanes sudorifiques.

» Je sortis de Metz, guéri, le 5 décembre ;
» mais deux mois après environ, je fus de nou-
» veau atteint de démangeaisons. Je fis usage
» de quinze bains sulfureux, à la place de ceux
» de vapeurs que je ne pus me procurer. Depuis
» ce temps, le prurigo ne m'a pas quitté, etc. »

Même traitement mixte des eaux de Bourbonne et de l'infusion laiteuse et édulcorée de fleurs de genêt unie aux sudorifiques ; même apparence de résultats satisfaisans. M. de V...., rédacteur de sa note, arriva en juin 1829 à Bourbonne, et en sortit dans le mois d'août, après trois saisons séparées par de très-légers repos. Aucun retour de la maladie jusqu'à ce moment.

Dans la cathégorie des affections cutanées, se placent, naturellement, ces tumeurs indolentes, charnues ou remplies d'un liquide plus ou moins consistant, dont la crue est lente, et dont le volume finit souvent par envahir le tissu cellulaire subjacent, offrir des difformités, et gêner le mouvement des parties qui les avoisinent. Ces tumeurs, connues sous le nom de loupe, de sarcome, de stéatôme, de melicéris, etc., ne sont dues qu'au développement de quelques glandules du derme. Elles sont infiniment communes dans les tempéramens mous et flegmatiques. Les auteurs qui ont écrit sur les eaux de Bourbonne, ont signalé la guérison fréquente de ces tumeurs chez des malades que d'autres affections avaient amenés aux eaux, et j'en ai vu moi-même plusieurs exemples. Dans ces cas, la vitalité des parties ayant été réveillée,

on voit la résolution s'opérer graduellement ; ou
bien à l'emploi des eaux succède une inflammation locale, qui appelle la suppuration et rétablit ,
à une légère cicatrice près , l'état normal de ces
parties.

§. 3.

DES AFFECTIONS CHRONIQUES DES MEMBRANES MUQUEUSES.

On donne le nom de membranes muqueuses ,
à ce genre de chorium glanduleux et velouté ,
qui tapisse tous les organes à issues extérieures ,
tels que les narines , la trachée-artère et les
bronches , la bouche et le tube intestinal , l'u-
rèthre , la matrice et la vessie, etc. La contexture
de ces membranes est la même que celle de la
peau , dont elles ne sont que le prolongement ;
quoique plusieurs physiologistes leur aient con-
testé une épiderme.

La propriété vitale des membranes muqueuses, est de sécréter une humeur viqueuse , qui
lubrifie ces organes ; et l'on donne le nom de
catarrhe ou d'affection catarrhale à leur état inflammatoire. Cette inflammation , après avoir
parcouru ses périodes d'acuité, passe souvent à

l'engouement, à l'atonie, ou à l'état catarrhal chronique, le seul qui soit du ressort des eaux thermales de Bourbonne. Tous les organes, pourvus de membranes muqueuses, peuvent y être sujets. Leurs causes les plus communes sont, les catarrhes aigus, un tempérament lymphatique, et surtout la vieillesse, dont ces affections rendent les dernières années si pénibles.

On voit néanmoins, très-rarement, les gens atteints de catarrhes chroniques, se rendre aux eaux de Bourbonne, pour cette seule maladie; parce que leurs propriétés, dans ces cas, ne sont pas encore assez connues des praticiens. Ce n'est que lorsqu'ils y arrivent pour des affections, souvent bien moins importantes, qu'ils y obtiennent la guérison de ces catarrhes rebelles, qu'ils avaient considérés jusqu'alors, comme inhérens à leur tempérament, et d'une ténacité irrémédiable. Cette propriété importante des eaux de Bourbonne n'avait pas échappé à l'auteur le plus ancien qui, dès le XVIe siècle, écrivait sur ces eaux. « Le poumon (dit Hubert Jacob, dans son » vieux style) farci de gros phlegmes qui em- » pêchent la respiration, faisant obstruction, » difficulté de respirer, est déchargé; le phlegme » liquéfié, fondu est plus facilement craché, di- » géré, etc. » Ce qui équivaut en d'autres ter-

mes à cette phrase plus moderne : « Ces eaux
» raniment la vitalité des membranes muqueu-
» ses, dont les sécrétions reprennent leur flui-
» dité naturelle. » Les céphalées habituelles, le
coryza chronique et l'ozène du sinus maxillaire,
la surdité, la fistule lacrymale, l'asthme humide,
les vomituritions, la diarrhée, la dysurie, les
fleurs blanches, etc., sont assez fréquemment
le produit d'une affection catarrhale aigue des
membranes muqueuses des sinus frontaux, des
fosses nasales, du conduit auditif, du canal
lacrymal, des bronches, de l'estomac, des intestins et des parties génitales. J'en donnerai peu
d'exemples, non qu'ils soient peu nombreux
dans la pratique médicale, mais pour ne pas
surcharger cet ouvrage.

Une des affections catarrhales les plus graves
des membranes muqueuses est celle connue sous
le nom d'ozène du sinus maxillaire. Cette gravité tient, autant à sa position dans une cavité,
où n'arrivent que très-difficilement les secours
de l'art, qu'à la finesse extrême de cette membrane, qui, par une organisation particulière,
forme le périostose des os qu'elle tapisse.

Cette maladie est due à tout ce qui peut irri-
ter ces parties : l'extirpation des dents de la ma-
choire supérieure, un coup violent sur les pom-

mettes, l'abus des mercuriaux, etc.; mais elle succède plus ordinairement encore à la syphilis, qui se porte par voie d'élection, indistinctement, sur les parties génitales, les os longs, les parties les plus glanduleuses du corps, et les membranes muqueuses de l'arrière-gorge et des fosses nasales.

OBSERVATION XLV.

OZÈNE SYPHILITIQUE DU SINUS MAXILLAIRE.

Relation du malade.

« J'avais, il y a quatre ans, une gonorrhée, que
» je crus alors fort légère, puisqu'elle ne me
» faisait point souffrir; je la gardai six mois sans
» la traiter, et au bout de ce temps, je la coupai
» avec des injections. Je fus ensuite près de trois
» ans, sans en rien ressentir; seulement de
» temps en temps, j'éprouvais un malaise, sans
» savoir à quoi je pouvais en attribuer la cause.
» Il y a un an, un de mes pieds enfla tout-à-
» coup, et me fit éprouver des douleurs assez
» vives. Je consultai plusieurs médecins, qui
» crurent presque tous que j'avais la goutte. Six
» semaines après, mes douleurs de pied dimi-
» nuèrent: alors j'en éprouvai de très-grandes
» à la tête: quelques jours après, mon nez enfla,

» ainsi que ma joue gauche ; ma narine gauche
» se boucha , et il s'y établit un écoulement qui
» augmenta peu à peu et devint très-fort. Je
» tombai insensiblement dans un abattement
» très-grand , et ma vue devint si faible , qu'il
» m'était impossible de lire. Mes douleurs de
» pied se passèrent entièrement ; je restai près
» de trois mois dans cet état , ne suivant aucun
» traitement , prenant seulement de la tisane
» rafraîchissante. Je trouvai alors un médecin ,
» qui connut mon mal et me fit suivre un traite-
» ment très-doux, qui dura depuis le 15 octobre
» jusqu'à la fin de janvier dernier. Il me fit
» prendre, pendant tout ce temps, du sirop sudo-
» rifique et des bains tous les deux jours : les
» premiers que je pris , me firent sortir des
» rougeurs sur les mains : il me fit faire une dou-
» zaine de frictions, ensuite me mit du mercure
» dans mon sirop (sublimé corrosif). J'en pris
» quatorze grains en tout. Pendant mon traite-
» ment , je sentais revenir ma santé peu à peu.
» Ma vue reprenait de la force ; l'appétit que
» j'avais perdu , devenait très-grand ; l'humeur
» du nez diminuait insensiblement ; les taches
» que j'avais eues sur les mains , étaient dis-
» parues. Mon docteur me fit faire des injections
» astringentes dans la narine malade ; mais il
» ne put réussir entièrement à me faire passer

» l'écoulement qui existait. Malgré cela, ma
» santé fut toujours de mieux en mieux, jusqu'au
» 25 avril. Alors toute ma figure s'enfla ainsi
» que le palais : l'écoulement du nez devint
» très-fort ; les gencives me coulèrent abon-
» damment. Mon docteur me fit mettre des
» sangsues sur les jambes ; tout désenfla insen-
» siblement ; il m'ordonna aussi de faire usage
» de tisane et de sirop sudorifique. Depuis ce
» temps, l'écoulement du nez a repris son cours
» ordinaire, et celui des gencives a diminué ;
» le gonflement que j'avais au palais est presque
» passé. Depuis trois mois, j'éprouve des dou-
» leurs très-grandes dans l'épaule droite. »

M. le Cte de S... se rendit à Bourbonne dans
les premiers jours du mois de juin 1828. Indépendamment de l'écoulement fétide et prodigieux de la narine gauche, qui humectait tous
les jours son oreiller, et qui durant la nuit se
répandait à terre devant son lit, le malade qui
se donnait vingt-huit ans et qui paraissait en
avoir au moins soixante, souffrait des douleurs
dans tous les membres, et était d'une faiblesse
extrême. Je le mis aussitôt, à son arrivée, à
l'usage de l'eau en boisson, à laquelle succédèrent bientôt les bains, les douches et les étuves.
Je lui prescrivis en outre l'infusion de fleurs
de genêt, édulcorée avec le sirop sudorifique.

Il y eut , durant les quatre mois qu'il resta à
Bourbonne , une amélioration notable dans
l'écoulement , dans les douleurs et dans toute
l'économie. M. le C.ᵗᵉ de S... partit de Bourbonne
à la fin de septembre , se trouvant beaucoup
mieux qu'à son arrivée , mais bien loin d'être
encore guéri de sa maladie. Il y revint à la
même époque de l'année 1829, frais , gras, bien
portant , et paraissant réellement rajeuni de
trente années , mais conservant encore un peu
de son catarrhe. Il est resté deux mois seulement
aux eaux , et n'éprouvait plus rien à son départ.

Cette observation , à part la cause première
de la maladie , est absolument semblable à celle
d'une dame de cinquante ans , qui est venue
aux eaux de Bourbonne, pour une difficulté des
mouvemens de la cuisse , suite d'une fracture du
col fémur parfaitement réduite , et qui portait en
même temps une ozène du sinus maxillaire du
côté gauche, pour laquelle on lui avait , à son
insu , administré beaucoup de remèdes mercuriels. Déjà, elle avait perdu les deux os quarrés
du voile du palais. Je l'engageai à profiter de son
séjour, pour traiter en même temps ces deux
maladies. Elle se trouvait très-bien à son départ,
quoique conservant encore un peu d'écoulement
nasal , mais sans aucune odeur.

OBSERVATION XLVI.

CATARRHE INTESTINAL CHRONIQUE.

Relation du malade :

« Il y a deux ans passés, que j'ai été atteint, à
» Alexandrie (Egypte), d'une forte et longue
» diarrhée, qui a dégénéré en rhume intestinal,
» dont je me suis débarrassé à force de régime et
» de remèdes émolliens. A la suite, mon estomac
» est devenu faible, et quoique ne souffrant
» aucune douleur d'estomac ni d'entrailles,
» j'avais très-souvent la diarrhée. C'est dans
» cet état que le 17 juin 1829, j'ai reçu une
» blessure au genou qui me força à garder le lit
» un mois et demi, et qui, en m'affaiblissant, me
» redonna la diarrhée, dont je ne me suis jamais
» débarrassé que pour la voir revenir aussitôt. »

M. de S...., jeune, enseigne de vaisseau, âgé
de vingt-un ans et d'une taille excessive, surtout
pour un marin, arriva dans le mois d'août à
Bourbonne, allant sans douleurs, en diarrhée
muqueuse, cinq à six fois par jour. La maladie,
pour laquelle il s'y rendait, était une ankylose
incomplète du genou, suite d'un coup de feu,
qu'il avait reçu devant Alger, dans la même année.
Il était jaune, pâle, amaigri et boîtant tout bas,

Deux saisons des eaux thermales rendirent à son genou malade les mouvemens qu'il avait perdus, et il y recouvra, en même temps, le rétablissement des fonctions intestinales, auquel il ne pensait pas à son arrivée.

Les catarrhes chroniques les plus communs, traités expressément et pour eux-mêmes par les eaux thermales de Bourbonne, sont ceux des voies urinaires et génitales dans les deux sexes.

Les causes en sont les mêmes que celles des catarrhes chroniques des autres membranes muqueuses, telles que la présence d'une pierre et de graviers dans la vessie ou dans les reins, l'onanisme ou des plaisirs vénériens excessifs, une maladie syphilitique bornée au canal de l'urèthre, locale ou compliquée d'autres symptômes. Nous avons déjà vu la blennorrhagie simple, donner lieu, par la négligence des malades, et souvent après beaucoup d'années de guérison complète en apparence, à une multitude de maux consécutifs, tels que dartres, douleurs rhumatismales, exostoses, etc., qui sont d'une terminaison extrêmement lente et pénible.

Chez les femmes, les mêmes causes peuvent produire les mêmes résultats, et entre autres cette incommodité si répandue sous le nom de leucorrhée ou de fleurs blanches; circonstance qui souvent entraîne la stérilité. Par fois cependant, la leucorrhée est due à l'état catarrhal de l'estomac, qui réagit par consensus d'organisation sur les membranes muqueuses du vagin et de la matrice.

Dans tous ces cas que nous ne faisons qu'annoter succinctement, il est incroyable avec quel succès agissent les eaux thermales de Bourbonne, auxquelles on associe utilement quelquefois les eaux diurétiques de Contrexeville ou de Larivière.

§. 4.

Lorsque les causes d'irritation qui ont agi sur les organes, déterminent une inflammation qui altère profondément leur membrane muco-fibreuse, alors survient une affection inflammatoire beaucoup plus grave et qui prend le nom de l'organe lui-même, suivant qu'elle affecte l'estomac, les intestins, la matrice, la vessie, les reins, etc.; tels sont la gastrite, l'entérite, la métrite, la cystite, la néphrite, etc., des nosologistes modernes.

Autant les eaux thermales de Bourbonne seraient nuisibles et dangereuses même, dans le premier cas, autant elles sont utiles, lorsque l'inflammation, après avoir épuisé toutes les ressources de la nature, a abandonné le viscère malade à cet état de langueur et d'atonie, qui ne lui laisse qu'une vie indolente, et ne lui permet plus de concourir par son action à l'harmonie générale de toutes les fonctions. Nous allons donner quelques exemples de ces maladies, traitées par les eaux de Bourbonne.

OBSERVATION XLVII.

GASTRO-ENTÉRITE CHRONIQUE MERCURIELLE COMPLIQUÉE.

Relation du malade.

« J'ai eu, en 1821, une maladie vénérienne :
» un traitement mercuriel de deux mois et demi
» mal suivi, en a nécessité un second aussi long,
» après lequel j'ai été guéri, ayant pris intérieu-
» rement et extérieurement du mercure, pen-
» dant près de cinq mois.

» A mon entrée en Espagne, en 1823, j'ai eu
» une forte inflammation d'intestins et d'esto-
» mac ; ne voulant pas entrer à l'hôpital, je n'ai
» fait aucun traitement, qu'en rentrant en
» France un an après.

» Depuis cette époque, j'ai toujours eu de
» vives douleurs au bas-ventre, à l'estomac, au
» côté droit, et souvent au côté gauche.

» La douleur du côté droit est très-vive,

» comme quelque chose qui creuse ; il y a
» grande chaleur interne.

» Le ventre est comme barré ; les douleurs
» tantôt vives, tantôt sourdes : très-souvent un
» point fixe de douleur à la partie droite.

» Il me semble qu'à l'estomac, il y ait plusieurs
» glandes gonflées. Toutes les parties environ-
» nantes paraissent roides et attachées aux
» côtes, ce qui occasionne des tiraillemens,
» comme si tout allait se déchirer. Les muscles
» extérieurs de l'estomac, du ventre et de la
» poitrine, semblent être paralysés.

» De plus, j'ai une irritation nerveuse géné-
» rale, au point que je souffre beaucoup en
» m'essuyant les pieds et les mains : je ne puis
» le faire sur le dos en sortant du bain ; il me
» semble que l'on me déchire l'estomac, lorsque
» je vois une plaie, quelqu'un marchant pieds
» nuds ou faisant un faux pas.

» J'ai des douleurs aux pieds, aux jambes et
» surtout aux cuisses, qui proviennent je crois
» du mercure. Après avoir monté quelques
» escaliers, je sens une roideur générale dans
» les jambes : du reste aucune force ni vigueur. »

M. B..., jeune homme de trente ans, grand,
svelte, avec une figure intéressante, mais d'une
maigreur extrême, arriva à Bourbonne en

juin 1828. L'observation assez incohërente de sa maladie, me faisait naître également l'idée d'une gastro-entérite aigue ou chronique. Je penchai cependant pour la dernière maladie, produite par l'abus du mercure, lorsqu'après quelques jours de l'usage des eaux à l'extérieur, un verre d'eau thermale en boisson, au lieu de produire une sensation pénible, apporta un soulagement momentané, qui s'augmenta graduellement par la continuation du même moyen.

M. B... resta quatre mois entiers à Bourbonne, au bout desquels il sortit fort et parfaitement guéri de toutes ses douleurs.

OBSERVATION XLVIII.

GASTRITE CHRONIQUE, SUITE DE SYPHILIS, ET COMPLIQUÉE D'AFFECTIONS RHUMATISMALE ET TÉTANIQUE.

Relation du malade.

« J'ai eu deux fois la maladie vénérienne. La
» première en 1811, traitée méthodiquement à
» l'hôpital militaire de Metz. La deuxième après
» la campagne de 1814, dont je me suis moi-
» même débarrassé dans ma chambre, par le
» moyen des sudorifiques.

» Dès l'an 1814, j'étais atteint d'un rhuma-
» tisme dans le bras droit, tel, que pour tirer
» mon épée, il fallait me servir de la main gau-
» che : à force de le frictionner avec de la flanelle,
» il disparut ou du moins devint mobile.

» En 1822, je fus affecté d'une maladie d'es-
» tomac très-grave : je me mis entre les mains
» de médecins qui m'ordonnèrent le régime dé-
» bilitant; mon état empira, et après dix-huit
» mois de traitement, mon estomac était telle-
» ment délabré, qu'il ne digérait plus les ali-
» mens les plus délicats. Cependant, pendant
» mon traitement, je m'étais aperçu que toutes
» les fois que j'avais pris beaucoup d'exercice,
» qu'habillé chaudement, je transpirais bien;
» qu'enfin dans mes repos, à la suite de mes
» courses, j'avais bu du vin en mangeant, les
» digestions se faisaient mieux, j'abandonnai
» le laitage, etc., etc. Je continuai mes exer-
» cices et l'usage du vin; et au bout de six mois
» d'un pareil genre de vie, j'avais repris mes
» forces; le sommeil était revenu.

» De cette maladie il m'est resté une voix
» rauque, très-peu étendue. Toutes les fois que
» le temps veut changer j'éprouve des douleurs
» très-vives, tantôt entre les deux épaules, tantôt
» à l'épigastre. Alors la digestion est gênée, l'es-
» tomac se remplit de vents, j'éprouve un grand

» malaise. Le vin chaud, et à son défaut, l'eau
» chaude, me guérissait subitement. Très-sou-
» vent, le gosier, la langue, le palais s'enflent : les
» deux mâchoires se serrent : je ne puis plus
» manger ; une abondante transpiration me tire
» d'affaire. Si le rhumatisme (car je crois que c'en
» est un) se place dans la vessie, j'ai une envie
» continuelle d'uriner ; s'il gagne les articulations,
» j'éprouve des douleurs très-vives, qui ne se
» passent qu'avec le retour du beau temps. Sou-
» vent, sans aucune gêne dans l'intérieur, je sens
» sous la peau des cuisses, comme la circulation
» d'une infinité de fourmis ; alors cette partie de-
» vient ce qu'on appelle vulgairement endormie.

» En résumé, la chaleur m'est indispensable,
» le froid nuisible, les toniques, mais spéciale-
» ment le vin me font bien ; les acides, salades,
» fruits, eau froide, m'indisposent. Je n'ose
» toucher aux mets froids. Je dois ajouter que
» pendant la maladie dont je viens de parler, le
» plus petit bruit me faisait tressaillir, un rien
» m'inquiétait. Ce phénomène se renouvelle
» encore, mais très-faiblement, toutes les fois
» que l'affection se porte entre les deux é-
» paules. »

M. M...., rédacteur de cette note, arriva à
Bourbonne en juillet 1827, homme fort, vigou-

reux, de trente-quatre ans environ, et offrant très-peu l'aspect qu'un tempérament, idiopathiquement nerveux, présente pour l'ordinaire. Son état était celui qu'il vient de décrire, auquel il faut joindre une constriction habituelle des deux mâchoires, et conséquemment, une articulation de paroles précipitées et souvent inintelligibles. Soumis au traitement des eaux, les accidens s'exaspérèrent les premiers jours, jusqu'à ce qu'au huitième, une sueur abondante et critique en arrêta totalement le cours. Cette transpiration fut une des plus abondantes que j'aie vues, et dura la saison entière. Dans le bain, elle coulait en torrens le long de sa figure. Après la douche, et de retour à son lit, trois et quatre paires de draps de rechange suffisaient à peine : à table, en parlant, en marchant, assis, il était toujours inondé de sueur. Cet état persista encore pendant quelques jours après la première saison, et fut de beaucoup amélioré à la seconde, après laquelle M. M...., bien portant, retourna à son régiment. Il n'a plus éprouvé, depuis, aucun des accidens de son ancienne maladie.

Je copie ici le certificat dont cet officier était porteur à son arrivée.

« Je soussigné, chirurgien, etc., certifie que » M. M.... est atteint de douleurs rhumatis-

» males chroniques, suite d'anciennes fatigues
» de la guerre, et qui paraissent s'être particu-
» lièrement fixées sur l'estomac, se portant sur
» les muscles élévateurs de la poitrine et sur
» ceux de la mâchoire inférieure, où elles dé-
» terminent une espèce d'affection tétanique,
» qui met cet officier dans l'impossibilité de s'a-
» limenter pendant quelques jours. Cette affec-
» tion a résisté jusqu'à ce jour aux différens
» moyens employés pour la combattre et, selon
» mon avis, nécessite l'usage des eaux de Bour-
» bonne. »

Oléron, 22 juillet 1828. Signé de la Derrière.

OBSERVATION XLIX.

GASTRO-HÉPATITE CHRONIQUE, PAR CAUSE
EXTERNE.

Mémoire à consulter :

« M. de M... a été atteint vers la mi-septem-
» bre 1827, un mois après avoir fait une vio-
» lente chute de cheval avec blessure à la tête,
» d'une irritation gastro-hépatique peu aigue,
» mais qui s'est montrée rebelle. La maladie a
» été caractérisée par les symptômes suivans,
» dont quelques-uns subsistent encore, mais
» avec moins d'intensité. Mouvement fébrile

» très-léger pendant les six ou huit premiers
» jours seulement ; douleurs à l'épaule droite
» ainsi qu'à la circonférence du tronc , dans les
» points correspondans à l'insertion du dia-
» phragme ; inappétence , bouche amère et
» saveur amère attribuée aux alimens. Langue
» recouverte d'un léger enduit jaunâtre , cons-
» tipation très-opiniâtre , accablement , résolu-
» tion des forces , telle , que le moindre exercice
» déterminait une excessive fatigue ; légère
» oppression , teinte istérique générale et très-
» prononcée ; sommeil fréquemment inter-
» rompus.

» Deux applications de sangsues ont été
» faites dans les premiers jours de la maladie ;
» M. de M... a usé successivement de limonade
» tontarisée et citrique , d'orangeade et de
» quelques autres boissons adoucissantes Des
» lavemens , fréquemment répétés , s'étant mon-
» trés insuffisans , on a eu recours à quelques
» doses d'huiles de riccin et même à quelques
» pilules aloëtiques. Des bains tièdes ont été
» employés, et M. de M... a fait , pendant près
» d'un mois, usage d'eau de Seltz à ses repas.
Cherbourg , 7 mars 1828. Signé, Obet,
D.^r médecin en chef de la marine.

M. de M... , homme de quarante-un ans et

d'un tempérament bilieux, sanguin, arriva à Bourbonne aussitôt à l'ouverture des eaux de 1828. Une partie des symptômes subsistait encore, et surtout les douleurs du foie et des lombes. Il prit, avec une modération extrême, les bains et les douches, fit usage des eaux en boisson, seulement, durant les quinze derniers jours de son traitement, et partit six semaines après son arrivée, ne se ressentant plus de cette affection, qui le rendait morose et toujours mécontent de lui-même.

OBSERVATION L.

GASTRO-ENTÉRITE CHRONIQUE, COMPLIQUÉE D'AFFECTION SYPHILITIQUE.

« Il y a environ sept ans que j'ai eu un
» chancre, qui a été très-bien traité. J'avais
» eu antérieurement un bubon, que je crois
» avoir été aussi très-bien guéri ; cependant, il
» me vient de temps en temps de petits bou-
» tons à la verge, qui jettent un peu. J'ai
» consulté, à ce sujet M. Cullerier, à Paris, qui
» m'a dit que cela n'était pas vénérien.

» Revenant d'Espagne en 1823, je ressentis
» de violentes douleurs dans la jambe gauche.
» Ces douleurs cédèrent à une forte applica-

» tion de sangsues à la fesse gauche. Je fus
» à Barèges en 1824, quoique je ne souffrisse
» plus. J'y arrivai très-échauffé et très-cons-
» tipé, et ayant l'estomac déjà en mauvais état.
» L'usage des eaux de Barèges augmenta
» considérablement l'état d'échauffement et d'ir-
» ritation dans lequel je me trouvais, au point
» que, quelques mois après mon retour à Paris,
» je devins très-malade. Je ne saurais quel
» nom donner à ma maladie, si ce n'est celui
» d'hypocondrie. En 1825, je ressentis, de nou-
» veau, des douleurs dans la cuisse gauche; elles
» commencèrent au mois de janvier. Je fus à
» Plombières. Les douleurs cessèrent six se-
» maines après mon départ de Plombières. J'y
» retournai en 1826, et cette année je n'éprouvai
» aucune douleur; mais à la fin de 1827, elles
» me reprirent de nouveau dans les deux jambes,
» et existent encore maintenant, mais moins
» violentes.

» Depuis mon retour de Barèges, je n'ai
» jamais cessé d'être constipé, et d'avoir l'es-
» tomac dérangé. La constipation est tellement
» forte, que, très-souvent, les lavemens ne me
» font pas aller, quoique j'en prenne quelquefois
» deux par jour. Cependant j'éprouve quelque
» soulagement, depuis que je me suis mis à l'eau
» pour boisson. »

Considérant chez M. de B..., homme de quarante ans et d'un tempérament assez bon, sa maladie intestinale et ses rhumatismes comme des résultats chroniques du mercure à haute dose, et pensant que si les eaux de Barèges, qui, comme celles de Bourbonne, sont des eaux salines thermales, n'avaient pas réussi, quoique moins énergiques que les dernières, la cause en devait être au degré aigu de la maladie, lorsque M. de B... s'y était rendu ; pensant également que, dans les derniers temps, celles de Plombières n'avaient pas été assez énergiques, je ne balançai pas à faire usage des eaux de Bourbonne, à l'intérieur. M. de B.., en prit deux saisons consécutives, pendant lesquelles, il regagna non-seulement la liberté du ventre, mais reprit en même temps le caractère de gaîté douce et aimable qui lui est naturel. La famille de M. de B... étant voisine de Bourbonne, j'ai souvent eu l'occasion de recevoir de ses nouvelles. Il a continué, depuis son départ, de jouir d'une parfaite santé.

Il nous eût été on ne peut pas plus facile, d'augmenter ce Précis sur les eaux minérales de Bourbonne, d'un plus grand nombre d'observations, puisées dans le traitement des affections chroniques qui s'y présentent chaque année. Je me suis contenté de montrer des têtes de colonnes, que j'ai laissées à remplir par les médecins, qui jetteront un coup-d'œil sur cet ouvrage. Sans cette retenue, chacun des chapitres eût donné lieu à un Traité, déjà trop volumineux par lui-même. Mon but sera rempli, si je suis parvenu à faire parfaitement connaître ces eaux, dans ce qu'elles ont d'utile et de dangereux. J'ajouterai ici, que bien qu'elles ne soient pas du tout un spécifique dans la syphilis, dont elles rappellent même tous les symptômes, lorsqu'elle n'a pas été complètement détruite, les bains, les douches, et surtout les étuves de Bourbonne, contribuent comme de puissans auxiliaires aux traitemens mercuriel ou sudorifique, communément adoptés dans de pareilles circonstances.

CHAPITRE V.

DES MALADIES POUR LESQUELLES LES EAUX DE BOURBONNE NE PEUVENT ÊTRE QUE NUISIBLES, OU SONT AU MOINS TRÈS-INUTILES.

De tout ce que nous avons dit dans les précédens chapitres, relativement à la grande activité des eaux de Bourbonne, sur les différens tissus qui composent l'organisme, il résulte, qu'elles doivent être nuisibles, et souvent dangereuses, toutes les fois qu'il y a inflammation aigue, ou excès de vitalité, soit dans l'économie générale, soit dans un ou plusieurs des organes essentiels à la vie.

Quand on a vu, être dirigés sur les eaux de Bourbonne, ou s'y rendre de leur propre mouvement, des malades graves, qui y recouvrent la santé, après avoir épuisé toutes les ressources de l'art ; on en a légèrement conclu, qu'on pouvait en faire usage dans tous les cas, avec quelques chances de succès. C'est ce qui arrive dans beaucoup de provinces où leur emploi est presque universel dans toutes les maladies de longue haleine. Mais on n'a pas assez généralement réfléchi, qu'il en est, qui, par l'espèce de l'organe qu'elles affectent, ou par leur propre nature, ne passent jamais à la classe des sub-inflammations, ou de celles qu'on nomme communément inflammations chroniques ; soit qu'il y ait désorganisation de ces parties, soit qu'une inflammation *sui generis*, les prive à jamais de ce caractère.

Ainsi, nous pensons qu'on doit bien se garder d'envoyer aux eaux de Bourbonne, comme pouvant en tirer quelque avantage,

1°. Les malades atteints de folie et d'épilepsie idiopathique, c'est-à-dire dépendant d'une affection organique de l'encéphale. Il n'en serait pas de même de ces maladies, quand elles sont le produit d'une relation de sympathie du cerveau avec d'autres viscères, par des affections déjà passées à l'état chronique.

2°. Il en est de même des paralysies, lorsqu'il y a désorganisation du cerveau ou de la moelle épinière ; ou bien lorsque l'épanchement qui leur a donné naissance, marche encore, et doit être, temporairement au moins, traité à l'instar des maladies aigues.

3°. Tous les cas de rhumatismes à leur début.

4°. La plus grande partie des maladies goutteuses, à moins que, par une exception rare et dont nous avons donné quelques exemples, la goutte ne soit passée à l'état atonique.

5°. Toutes les inflammations aigues, y compris la phtisie pulmonaire, qui, malgré le laps de temps, conserve, presque toujours, le caractère aigu.

6°. Tous les malades atteints de vices organiques des vaisseaux artériels, tels que l'hypertrophie et l'anévrisme du cœur ou des gros troncs artériels.

7°. Les hémorragies récentes et dont on peut craindre le retour, telles que l'épistaxis, l'hémoptysie, l'hématurie, etc.

8°. Les fractures récemment consolidées, à raison de la facilité du ramollissement du calus par les eaux de Bourbonne ; à moins cependant que dans celles, où la fracture a été mal réduite, et où le membre étant, par suite, devenu impotent, on eût le dessein de tenter une réduction plus conforme à l'état naturel et aux fonctions musculaires de ces parties.

9°. Toutes les fièvres récentes, à quel type

qu'elles puissent appartenir , et , à plus forte raison , les fièvres éruptives.

10°. Enfin , les dépôts par congestion , dont le pronostic est toujours fâcheux ; l'usage des eaux de Bourbonne ne pourrait que les exaspérer , et rendre encore plus rapprochée leur issue constamment funeste.

CHAPITRE VI.

DE L'ADMINISTRATION DES EAUX DE BOURBONNE.

LES eaux thermales de Bourbonne s'administrent en boisson, en bains, et en douches. La vapeur, qu'exhalent constamment leurs puisards, est utilisée sous forme d'étuves, et les boues qu'elles déposent dans leurs conduits, s'emploient comme topiques dans certains cas. Nous allons examiner ces divers modes d'applications.

§. I. DES EAUX THERMALES DE BOURBONNE EN BOISSON.

Éminemment toniques et excitantes, tant par leur composition chimique que par leur chaleur, et notamment par le genre de chaleur dont elles sont naturellement imprégnées, les eaux thermales de Bourbonne, prises à l'intérieur et

sous forme de boisson, y portent un stimulant,
qui aide puissamment à la digestion, dans les
cas d'inertie de l'estomac et des viscères abdominaux. Elles activent la circulation, pénètrent
par elle dans l'économie, et portent généralement une nouvelle existence à tout l'organisme.
On observe que ces heureux effets se font principalement ressentir, lorsque l'eau est bue à la
température la plus haute à laquelle on puisse
la supporter (ordinairement, de 40 à 48 degrés
centigrade). Tiède ou presque froide, elle pèse
sur l'estomac, et s'y digère avec une difficulté
extrême. La chaleur des eaux de Bourbonne
est donc une des grandes causes de leur action
sur l'économie.

Il paraît que c'est au 16e siècle seulement, qu'on
a commencé à employer l'eau de Bourbonne à
l'intérieur. Après en avoir fixé les doses à dix
ou douze onces, on les porta à une quantité
suffisante pour faire frémir les plus intrépides
hydropotes. Un auteur contemporain assure
qu'on en prenait, aisément et avec succès, dix
à douze litres dans la matinée.

Actuellement on commence, pour l'ordinaire,
par une verrée de huit onces; soit qu'on la
prenne pure, soit qu'on l'associe à l'infusion de

tilleul chaude, au lait, au petit lait, à l'eau de gomme, au bouillon de veau, etc., dans la vue d'en émousser l'activité, et d'habituer peu à peu l'estomac à son emploi. Telle est la méthode généralement adoptée à Bourbonne. Je pense que l'on atteindrait, infiniment mieux, le but qu'on se propose, si l'on en donnait une moindre quantité d'abord, et qu'on en portât à six onces seulement les premières doses. J'ai souvent vu l'eau de Bourbonne pure, prise à demi-verrée, passer parfaitement, dès les premiers jours, dans des estomacs qui ne l'avaient pu supporter, unie à aucun de ces véhicules.

D'après cette méthode, et en considérant les verrées usitées comme une unité de huit onces, on peut graduellement en porter les doses journalières à cinq ou six, terme qu'on outrepasse rarement de nos jours; la quantité communément adoptée étant de trois verrées, ou vingt-quatre onces environ de liquide. C'est, de demi-heure en demi-heure et après un tour de promenade, qu'on va les boire à la fontaine; ce qui vaut infiniment mieux que de se les faire apporter dans son appartement ou de les prendre dans son lit; à moins, toutefois, qu'il n'y ait froid et humidité de l'athmosphère, ou bien empêchement physique chez le malade. Le plus grand nombre des baigneurs boit un verre d'eau thermale eu se rendant au bain ; en prend un ou deux , selon qu'ils lui sont prescrits et dans le bain même , à quelque intervalle de temps ; et en boit un dernier verre après le bain, en allant se mettre au lit. Cette dernière méthode me paraît encore préférable à celle de boire l'eau thermale dans sa chambre. Les uns prétendent que la pression, qu'exerce le bain sur l'estomac et sur la poitrine , s'oppose à ce que le premier organe digère cette eau avec facilité ; d'autres assurent , par opposition , que l'estomac environné d'une douce chaleur, les digère plus aisément. On doit choisir , dans deux opinions aussi diamétralement opposées , la manière qui convient le mieux aux divers tempéramens , ce que l'on reconnaîtra aisément quand l'eau ne causera ni pesanteur d'estomac, ni gêne, ni céphalée.

Il y a peu d'années encore , l'on ne commençait jamais l'usage externe des eaux de Bourbonne , sans en avoir bu préalablement au moins une huitaine de jours. L'eau prise durant ce temps, préparait le corps à en recevoir l'influence salutaire, infiniment mieux que les purgatifs, qu'on ne manquait pas d'employer pour le même objet à une époque plus reculée : mais l'on veut guérir vite, et si les médecins s'en rapportaient aux malades, tous commenceraient l'usage des eaux sous toutes les formes, immédiatement à leur arrivée.

Il est de certaines maladies, telles que les fièvres intermittentes rebelles, pour lesquelles la boisson est la seule médication convenable. Il en est de même dans une partie des cas d'hydropisie, à moins que le trop de sécheresse et de rigidité de la peau ne nécessite l'emploi de quelques bains.

Les eaux à l'intérieur ne s'administrent à Bourbonne que le matin, et lorsque l'estomac est parfaitement débarrassé de tous les alimens de la veille.

On a observé que, dans tous les cas, qui nécessitent l'usage de ces eaux, le traitement n'était jamais plus assuré, que lorsqu'on en pouvait faire usage à l'intérieur.

§. 2. DES BAINS.

Les bains, ou l'immersion prolongée du corps vivant dans l'eau thermale, se divisent en bains entiers, demi-bains et bains locaux. Ce que nous avons dit de l'activité de l'eau de Bourbonne prise en boisson, peut également s'appliquer à leur usage extérieur. On commence donc par couper les bains avec partie égale et même supérieure d'eau commune : et c'est d'après ce qu'éprouve le malade pendant leur durée ou à sa sortie du bain, d'après son tempérament, son âge, etc., qu'on les administre purs, ou qu'on en modère la force selon les circonstances.

Nous avons parlé, au commencement de cet ouvrage, de l'analogie remarquable qui existe entre les eaux thermales de Bourbonne, Plombières, Luxeuil et Bains, et de l'extrême probabilité qu'elles ont, les unes et les autres, une source commune : nous avons alors relaté la cause la plus naturelle de la grande énergie des eaux de Bourbonne, comparées à ces trois dernières. Nous pourrons ajouter ici, qu'en prenant celles de Bourbonne comme terme extrême, l'addition d'un quart d'eau commune à celle-ci, donnera une eau thermale très-peu différente de celle de Plombières; que mi-partie d'eau commune et d'eau thermale de Bourbonne formeront celle de Luxeuil; et qu'enfin étendue de trois quarts d'eau commune, nous aurons l'eau thermale de Bains, qui présente elle-même l'extrême opposé de faiblesse électrique et de composition chimique de ces quatre sources réunies.

La température ordinaire des bains entiers, à Bourbonne, est de 25 à 28 degrés R., 31 à 36 centigrade. Ce bain est communément d'une heure de durée. Nous avons été, si souvent, témoins de l'effet dangereux de bains, ou trop prolongés, ou élevés à une plus haute température, que nous engageons les malades à s'en rapporter entièrement, sur cette matière, aux conseils du médecin qu'ils auront chargé de leur traitement.

Il est quelques cas de rhumatismes chroniques, où l'on doit porter la température de l'eau à 30, 36 et même 40 degrés R.; mais ce n'est plus alors un bain, c'est une simple immersion, dans laquelle le corps n'est plongé quelques minutes, que pour en être retiré aussitôt.

On emploie les demi-bains, soit, lorsque les membres inférieurs seuls sont affectés, soit, chez les personnes délicates, qui ne peuvent sans une gêne extrême des poumons, ou un sentiment pénible à la région épigastrique, supporter le poids d'un liquide, qui recouvrirait toutes ces parties; soit enfin chez ceux pour lesquels on redoute un afflux du sang vers le cerveau. Ces demi-bains peuvent être pris, aussi, plus chauds que les bains entiers, et quelquefois dans une vue dérivative; mais, comme dans les premiers, leur durée doit être relative à leur température.

Enfin, on nomme bain local, celui qui est borné à un des membres thoracique ou abdominal ; c'est ordinairement dans les affections articulaires, dans les fausses ankyloses, les rétractions des muscles, etc., etc., que cette médication est la plus adaptée à la maladie.

L'effet instantané des bains d'eau thermale, est d'exciter l'organe cutané et les tissus subjacens ; ce qui rend leur répétition journalière infiniment moins fatigante que ne le seraient des bains domestiques, aussi nombreux et pris à la même température.

La meilleure méthode est de revêtir, avant d'entrer au bain, une chemise de laine, ouverte en forme de peignoir. Ce genre de couverture qui est peu perméable au calorique, le maintient autour du corps, et empêche les parties du col découvertes, d'être aussi vivement affectées par l'impression de l'air extérieur.

§. 3. DES DOUCHES.

On entend par douche, une colonne d'eau continue et d'un certain diamètre, qui frappe, en se balançant avec une vitesse déterminée, plusieurs

points donnés du corps. La force de la douche
se calcule par la densité du fluide, et son volume,
multipliés par la hauteur supérieure des eaux dans
leur réservoir.

On divise les douches, en descendantes, latérales et ascendantes, quoiqu'elles soient réellement toutes descendantes et partant d'un bassin
supérieur commun. Les premières sont les seules
qui existent à l'établissement civil de Bourbonne;
leur hauteur varie de quinze à dix-huit pieds,
suivant le degré du niveau de leur bassin. Quant
à leur température, elle est telle que le médecin la
prescrit selon les cas, pouvant être élevée ou
abaissée à volonté, à l'aide de robinets qui y
mélangent à l'eau thermale, de l'eau minérale
refroidie. La douche plus ordinaire est de trente
à trente-deux degrés Réaumur, quarante-deux à
quarante-six centigrade.

On divise encore les douches, eu égard à leur
volume, en douche en arrosoir, qui n'est qu'une
pluie grossière, frappant légèrement un grand
espace à la fois, en quart, demi, trois quarts de
canal, et en douche entière. Les différens tubes
varient de deux à six lignes de diamètre.

C'est par l'arrosoir que l'on commence, presque

toujours, l'usage des douches à Bourbonne, quoique souvent même on les continue ainsi, lorsqu'il s'agit de faire tomber l'eau sur des organes, dont une irritation plus énergique pourrait exciter trop vivement la sensibilité, et dans lesquels elle doit être seulement réveillée : tels sont, le foie, la rate, l'épigastre, la région de la vessie et de la matrice chez la femme, celle des testicules chez l'homme, la partie antérieure du thorax, etc. Lorsque je veux produire un peu plus d'excitation, sans néanmoins recourir à une autre douche que la douche ordinaire, qui par cela même qu'elle frappe avec force sur un seul point, pourrait offrir quelques dangers ; je me trouve on ne peut mieux, d'une planche qui, inclinée du côté du malade, reçoit elle-même la douche, et la fait se réfléchir en lames, sur la partie dont j'ai dessein de stimuler modérément la vie. C'est une espèce de douche, intermédiaire entre la douche en arrosoir et la douche ordinaire, et qui en réunit les deux avantages.

La douche en arrosoir est communément remplacée par celle des différens calibres, et l'on y revient rarement dans le cours du traitement.

Quelques médecins prétendent que la douche doit être prise entre deux bains ; d'autres ont pour pratique constante de faire mettre les malades au lit immédiatement après la douche. Ces deux opinions me paraissent toutes les deux trop exclusives, et je conseillerais la première méthode chez les tempéramens nerveux, et dans les cas imprévus, où le malade aurait été surexcité par la douche qui vient de lui être administrée.

Les eaux thermales salines, dit-on, occasionnent la chute des cheveux; aussi y recouvre-t-on soigneusement la tête avec une capote de taffetas gommé. Je ne me suis jamais aperçu de cet effet, quoique je ne le nie pas comme impossible.

J'ai cherché à ajouter à l'effet des douches, par l'introduction à Bourbonne, d'une méthode suivie des bords de l'Indus à ceux de la Néva; je veux parler du massage, adopté avec succès dans quelques eaux thermales. Son effet est, de dissiper la rigidité des membres dans les fausses ankyloses et après la consolidation des fractures, d'augmenter l'exhalation habituelle de la peau, de lui donner de la souplesse, rendre l'absorbtion plus facile, aider l'abord du sang dans les vaisseaux capillaires, et, par les alternatives de pression et de dilatation qu'il exerce, de changer le mode habituel de sensibilité de ces parties, rendre plus facile la circulation dans les tissus blancs, etc.,

Le massage est on ne peut plus avantageux dans
les maladies qui proviennent de la stagnation des
fluides, telles que la leucophlegmatie, la paralysie, le rhumatisme chronique, les différens engorgemens de la peau et du tissu cellulaire,
les contractions spasmodiques des muscles,
la faiblesse des articulations, le rachitisme, les
fausses ankyloses, etc. Dans ces maladies il de-
viendrait un auxiliaire infiniment utile des douches de Bourbonne. Les partisans du magnétisme
animal l'ont revendiqué, comme leur appar-
tenance : effectivement le massage consiste à
presser, à frotter, à pétrir adroitement toutes les
parties du corps, de manière à y exciter un
sentiment voluptueux, qui s'étend sympathique-
ment de la partie titillée à tous les organes internes
en rapport avec lui. Écoutons un de nos auteurs
contemporains, qui décrit le mode de massage
général adopté de temps immémorial dans toute
l'Asie. « Un serviteur des bains vous étend sur
» une planche, et vous arrose d'eau chaude ;
» ensuite il vous presse tout le corps avec un art
» admirable. Il fait craquer les jointures de tous
» les doigts, et même de tous les membres ; il
» vous retourne et vous étend sur le ventre ; il
» s'agenouille sur vos reins, vous saisit par les
» épaules, fait craquer l'épine du dos en agitant
» toutes les vertèbres, donne de grands coups à

» toutes les parties les plus charnues et les plus
» musculeuses ; puis il revêt un gand de crin, et
» vous frotte tout le corps, au point de se mettre
» lui-même en sueur. Ce manége dure bien trois
» quarts-d'heure ; après cela on ne se reconnaît
» plus, il semble qu'on soit un homme nouveau ;
» on sent dans tout le corps une sorte de quiétude
» par l'irritation et l'harmonie que les frottemens
» et les tiraillemens ont établi dans toutes les
» parties. La peau est quelque temps couverte
» d'une sueur légère, qui lui donne une douce
» fraîcheur : on se sent vivre. » On prétend que
c'est à l'usage commun du massage, auquel les
Orientaux doivent leur ignorance de la goutte.

Je pense que cette innovation contribuerait à
augmenter l'effet de nos eaux thermales. Les
malades s'y sont prêtés sans répugnance, mais nos
masseurs sont encore bien novices : en perfec-
tionnant leur instruction, je suis bien convaincu
qu'on en obtiendra les résultats les plus heureux.

La douche latérale n'offre de différence avec
la douche descendante, que dans le prolongement du tuyau de cuir, qui, se terminant par un
tube horisontal, lance la colonne d'eau sur les
parties qui lui sont présentées, lorsque l'état du
malade ne lui permet pas le mouvement de ro-

tation et qu'il s'agit de frapper une des portions latérales du corps. On voit qu'on peut établir cette espèce de douche facilement et à peu de frais.

La douche ascendante, enfin, n'est qu'une colonne d'eau thermale, remontant à l'aide d'un tube recourbé, sur elle-même, par la pression qu'exerce sur elle l'eau supérieure. Il en existait anciennement une à l'établissement civil de Bourbonne. On se propose de l'y rétablir, car c'est un moyen difficile à remplacer dans certaines affections chroniques de la matrice, du vagin, du rectum, du périnée, etc. C'est souvent une véritable injection intestinale, et elle exige, par cela même, un local particulier et un peu distant des bains.

Il est quelques malades, de ceux qu'on peut nommer valides, et qui ne sont atteints que d'affections locales ou légères, qui pensent pouvoir s'administrer eux-mêmes la douche, avec un avantage, égal à celui qu'ils en recevraient, si elle était dirigée sur les parties malades par un doucheur. En cela, ils commettent une erreur grave : la douche exige une laxité des muscles et de la peau, incompatible avec les mouvemens répétés que nécessite l'exposition

alternative des parties affectées, à la colonne
d'eau qui les frappe. Dans certains cas, un malade qui vient de prendre ainsi une saison des
eaux, peut en avoir moins profité que perdu
par son séjour.

L'action de l'eau thermale de Bourbonne en
douches, est d'animer la circulation de la partie sur laquelle on les applique, et d'y exciter
d'abord de la douleur. Elles augmentent l'action
des vaisseaux capillaires; et tandis que le point
percuté pâlit sous leur poids, les environs sont
vivement colorés par le sang qui y afflue. Cette
exaltation locale des fonctions organiques de
la peau, devient bientôt générale, et se communique graduellement aux articulations et aux
viscères, où elle excite un ébranlement nerveux,
et enfin une espèce de fièvre, qui détermine
une sub-inflammation des parties malades indispensable à leur guérison.

Il est quelques-uns de ces premiers effets que
les douches de Bourbonne partagent avec d'autres
eaux thermales; mais ce qui les différencie de
toutes, est la double action de force contractile,
qu'elles impriment généralement aux tissus nerveux, séreux et glanduleux; tandis qu'elles
opèrent une souplesse incroyable des tendons,

des ligamens et de tout le système fibreux en général. Cette action est telle, que ces douches deviennent dangereuses, dans la première année qui suit une fracture bien consolidée. Avant ce temps, elles ramollissent le calus et rappellent tous les accidens des fractures. Mais cette propriété même devient utile dans la carie des os, en facilitant leur exfoliation, tandis qu'elles donnent du ton aux lèvres de l'ulcère. Dans les luxations anciennes, elles sont inappréciables pour leur réduction, mais elles doivent être abandonnées aussitôt après le retour de l'os dans sa cavité.

De cette action énergique des douches de Bourbonne, nous devons conclure que leur durée ne pourrait pas être prolongée sans danger ; aussi n'est-elle ordinairement que de quinze à vingt minutes : on les porte quelquefois à trente, dans certains cas de rhumatisme chronique et de paralysie. C'est dans ces affections, et lorsqu'il n'existe aucune crainte de congestion cérébrale, qu'on peut employer utilement les douches sur la tête, sur le front, sur les paupières, mais seulement en arrosoir, ou avec un tube d'un très-petit calibre, quoique cette méthode ne soit pas réputée sans danger à Bourbonne.

DES ÉTUVES.

On donne, en général, ce nom à un local parfaitement clos, et dont l'air intérieur, sec ou humide, est élevé à une haute température. Les étuves des eaux thermales sont portées à ce degré de chaleur par la vapeur unie au gaz qui se dégage constamment des puisards sur lesquels elles sont immédiatement placées. Une double circonstance à observer, c'est que cette vapeur est d'autant plus abondante que le puisard est moins rempli par les eaux : dans le cas contraire, au lieu de s'élever, elle s'abaisse sur elles, et les accompagne dans leur conduit de décharge. D'autre part, et quand le puisard serait entièrement vuide, les vapeurs ne sont jamais plus abondantes, ni la chaleur plus sensible, que lorsqu'il se trouve une ouverture pratiquée dans le local des étuves, qui, à l'instar d'un ventilateur, attire à elle la colonne humide qui s'échappe du puisard.

Les étuves de l'établissement civil de Bourbonne ont une température de 45 à 55° centig., et la durée de leur administration est de dix à vingt minutes. C'est un des plus précieux auxiliaires des bains et des douches, et elles conviennent généralement dans toutes les maladies pour lesquelles celles-ci sont prescrites, à moins qu'il n'y ait une tendance manifeste aux congestions cérébrales, ou faiblesse de l'organe respiratoire.

Ces étuves sont un des moyens les plus énergiques connus de stimuler tout l'organe cutané, et elles sont particulièrement efficaces dans les maladies dartreuses, mercurielles, syphilitiques, etc.

Le malade, qui fait usage des étuves, éprouve d'abord en y entrant, et quand la porte est fermée sur lui, une légère gêne de la respiration. Cet état ne dure qu'une ou deux minutes. Bientôt, non-seulement cette fonction se rétablit, mais elle devient plus large et plus facile même qu'à l'air libre; les vaisseaux se gonflent; une sueur abondante couvre la figure et la poitrine, et devient bientôt générale. C'est alors, que le bien-être est tel, que les heures se passeraient avec rapidité, si le servant, chargé d'administrer l'étuve, ne rappelait, en ouvrant la porte et présentant les vêtemens de laine chauds qui doivent couvrir le malade à sa sortie, qu'il va dépasser le temps que lui a prescrit le médecin qui suit sa maladie.

Je n'ai jamais vu personne tomber en syncope

dans l'étuve; mais il suffit que le cas puisse se présenter, pour que l'on doive toujours exiger, dans le vestiaire qui la précède, un servant qui surveille son action et soit prêt à secourir le malade au besoin.

§. 5. DES BOUES DES EAUX DE BOURBONNE.

Tous les auteurs anciens parlent du grand emploi qu'on faisait autrefois des boues de Bourbonne. On en usait même, dans les cas les plus opposés à leur nature astringente et tonique : mais alors on les unissait à des plantes émollientes. Dans les circonstances, où elles paraissaient le mieux indiquées, ramassées dans le ruisseau de la place, et mélangées d'une infinité d'ordures étrangères, elles excitaient souvent des érysipèles sur les parties où elles étaient appliquées. Ces raisons ont pu détourner les médecins d'y avoir recours. Je puis cependant assurer qu'elles sont d'un effet précieux, toutes les fois qu'il s'agit de donner du ressort et du ton à la peau et aux articulations ; dans les cas de luxations anciennement réduites, et de disposition à de nouvelles ; dans les dartres squammeuses, pustuleuses, dans les vieux ulcères cachoëtes, dans les entorses, les varices, après des coups, des chutes, etc.

On les étend, de l'épaisseur d'une ligne environ, sur la peau nue, et on les maintient par un bandage. Cette application se fait le soir en se couchant, et dure jusqu'au lendemain. On la renouvelle ainsi durant toute une saison, à moins que l'état de la peau n'y oppose une contradiction manifeste. Mais pour employer ces boues, il faut qu'elles proviennent du puisard même, et qu'elles soient débarrassées, au moyen d'un tamis grossier, des petites pierres, que pourraient avoir déposé les eaux avec elles. Avec ces précautions, je n'en ai jamais vu produire ces érysipèles que paraissent en redouter encore quelques docteurs, sur des assertions anciennes et probablement erronées.

§. 6. DES SAISONS ET DU REPOS DES BAINS A BOURBONNE.

On nommait, anciennement à Bourbonne, une saison ou une quarantaine, l'espace de quarante jours ; parce qu'alors on préparait longtemps le malade, avant de lui permettre l'usage des eaux. La saison fut ensuite réduite à trente jours, dont on passait les huit ou neuf premiers, à boire les eaux, avant de les employer à l'extérieur. Vingt-un bains et quinze douches en complétaient la durée.

Maintenant, une saison se compose d'un pareil nombre de bains et de douches, et ne dure en tout que vingt-un jours.

Cette délimitation générale pour tous les tempéramens et dans toutes les maladies, paraît au premier abord, d'une absurdité extrême. Cependant comme elle n'a pu être universellement adoptée, sans motifs, par nos devanciers, je suppose, ou qu'ayant pris, au hasard, un certain nombre de malades, auxquels ils administrèrent les bains et les douches, jusqu'à ce qu'il s'en suivit un commencement de fatigue ; et divisant alors le nombre général des bains et des douches par celui des baigneurs, ils trouvèrent que ces deux termes étaient les nombres moyens qu'ils pouvaient recevoir avec fruit ; ou qu'ils pensèrent qu'un remède trop long-temps prolongé finit par habituer l'économie vivante à son action, et qu'alors il ne produit plus les effets qu'on avait droit d'en attendre ; ou bien qu'enfin, prenant pour base le sexe le plus faible, ils calculèrent l'espace intermédiaire entre deux menstruations, et en firent le type du temps permis au traitement des eaux. Cette dernière hypothèse fondée sur deux époques naturelles, offrirait plus de probabilité, si les expériences de tous les médecins qui prescrivent les eaux et qui en observent les effets, ne corroborent singulièrement la première.

Quoiqu'il en soit, on voit assez que cette limite n'est qu'idéale, et que c'est au médecin traitant à la dépasser, ou à rester en arrière selon les différens cas. Le temps, durant lequel le malade prendra sans interruption des bains ou des douches, ou bien les deux à la fois, formera sa saison prolongée ou raccourcie d'après les circonstances. J'ai eu, en 1829 et 1830, un hémiplégique de quatre-vingt-trois ans, M. l'abbé de C...., dont la saison se composait de cinq douches seulement; il en prit ainsi quatre, en laissant, entr'elles, des repos proportionnés à ses forces et à son âge; elles réussirent à merveille, et je suis convaincu qu'en le mettant au traitement presque général, il eût succombé, moins à sa maladie peut-être, qu'à l'excès du remède dont je lui aurais prescrit l'usage.

Le repos entre chaque saison est ordinairement de huit jours; mais cet intervalle de temps se raccourcit également, ou se prolonge selon les circonstances.

C'est ici le cas d'examiner quel est le temps de l'année, ou la saison proprement dite la

plus avantageuse à l'usage des eaux de Bourbonne. Très-anciennement, les bains étaient pris
par les malades, durant toute l'année, sans en
excepter l'hiver. On s'aperçut, plus tard, que cette
saison ne pouvait convenir à un genre de médication, qui tenait ouverts les pores de la peau,
excitait la tranpiration, etc. C'est maintenant
du 1.er juin au 1.er octobre que les eaux sont
particulièrement suivies par les baigneurs, et
c'est aussi, entre ces deux époques seulement,
qu'est ouvert l'hôpital militaire. Cependant, il est,
dans les quatre mois même, des circonstances
générales ou particulières qui peuvent en inter-
dire l'emploi. Ces circonstances sont générales,
lorsque la chaleur est tellement prolongée, qu'elle
ne permet pas l'abaissement de température dans
les réservoirs, ou que l'humidité et le froid du
mois de juin et de septembre en rendraient l'u-
sage dangereux. Elles sont particulières, quand,
sans être aussi considérables, les chaleurs et surtout l'état électrique de l'athmosphère, rendent
les paralytiques et les apoplectiques disposés à de
nouvelles attaques. Il en est de même, lorsque
des circonstances maladives, telles que des céphalées, des diarrhées violentes, des constipations
opiniâtres, ou d'autres affections aigues, et chez
les femmes la présence des menstrues, etc., forcent à en suspendre momentanément l'emploi.

§. 7. DES EFFETS PROGRESSIFS ET SUCCESSIFS DES EAUX THERMALES DE BOURBONNE.

De ce que nous avons dit, plus haut, de l'action particulière des eaux de Bourbonne, on pourrait presque déduire leurs effets progressifs sur l'économie.

En nous rappelant, que nous ne devons avoir à y traiter que des maladies chroniques, c'est-à-dire longues, terminaisons d'affections aigues pour l'ordinaire, où la nature, sans ressort et sans énergie, serait, abandonnée à elle seule, insuffisante pour rendre une sorte de vitalité normale aux organes intéressés, nous considérerons les effets progressifs des eaux, comme devant ramener ces parties de l'état de maladie chronique où elles se trouvent, non plus au mode aigu primitif, auteur de tous ces désordres, mais à un terme moyen sub-aigu, qui peut seul en opérer la résolution. C'est en excitant constamment la circulation capillaire, sanguine et lymphatique, en stimulant les extrémités nerveuses sur lesquelles elles exercent une action marquée, que les eaux, à force de petites secousses répétées, parviennent à imprimer aux centres de la vitalité cette énergie d'action qui réagit ensuite sur toutes les parties. C'est là ce qui rend si dangereux l'emploi des eaux de Bourbonne , dans toutes les circonstances où l'état aigu n'est pas encore assez détruit , pour ne pas laisser des craintes sur la possibilité de son retour.

Ainsi , si nous donnons le nom de fièvre en général , à tout accroissement tumultueux et momentané des propriétés vitales , nous pouvons dire que les eaux de Bourbonne ne guérissent qu'en produisant une fièvre générale ou locale , qui leur est particulière , et qui est , selon le genre de maladies et des tempéramens , plus ou moins prolongée , plus ou moins sensible.

Cet effort des eaux , pour mettre , pour ainsi dire , en jeu , toutes les ressources de la nature , et les faire concourir à la cessation de cet état de stagnation et d'inertie , qui constitue les maladies chroniques , a lieu , pour l'ordinaire , du huitième au douzième jour de l'emploi des eaux thermales. Aussi le médecin qui est appelé auprès d'un malade que son état y amène , doit-il être bien attentif à le prévenir que , du sixième au dixième bain , ou de la troisième à la sixième douche , il éprouvera , assurément, une augmentation de douleurs dans les parties affectées. Cet accroissement momentané de souffrances est proportionnel à la sensibilité naturelle, plus ou moins exquise des organes malades. Il est plus marqué dans les rhumatismes articulaires, les névralgies, etc. ; bien moins dans quelques paralysies et dans certains organes lymphatiques ou parenchymateux, dont l'inflammation, à l'état aigu, est à peine sensible, et n'occasionne de vraies douleurs que par la nature des tissus qui les environnent.

Ces douleurs qui accompagnent l'emploi des eaux, ont une analogie remarquable avec celles que fait ressentir le nerf crural, lorsqu'ayant eu une jambe placée sur le genou, et ce qu'on nomme endormie, le changement de position la réveille de cet état de torpeur. Dans d'autres cas, elles ressemblent à ce qu'on éprouverait d'une cause d'irritation quelconque, qui ferait passer une tumeur indolente extérieure à l'état d'inflammation destinée à la résoudre.

Cette précaution de prévenir le malade de l'effet prochain des eaux, a l'avantage de le prémunir contre la crainte que pourrait lui inspirer un redoublement de souffrances, opposé au soulagement qu'il se promettait de leur usage, et de l'empêcher par cela même de se refuser à leur emploi, quand elles commencent, au contraire, à produire chez lui une action favorable. Je pourrais ajouter, que ce pronostic porté par le médecin, et vérifié depuis par le malade, donne à ce dernier, cette confiance, qui lui est indispensable, pour suivre exactement les conseils de celui qui dirige son traitement, et retirer les fruits qu'il s'était promis en se rendant aux eaux.

C'est aussi à cette époque, et lors de cette première perturbation des forces naturelles, que se développent les symptômes syphilitiques et psoriques chez les personnes, qui ont été mal traitées de ces deux maladies, et qui, souvent, leur doivent l'affection secondaire qui les amène aux eaux de Bourbonne. Nous avons dit plus haut, combien ces eaux, et surtout les étuves, en favorisaient le traitement.

Enfin, c'est à peu près dans ce temps, et quelquefois cependant un peu plutôt, que les eaux commencent à se choisir les divers émonctoires par lesquelles elles doivent s'échapper de l'économie, après avoir agi sur elle.

Nous allons examiner, successivement, les différentes voies qu'elles peuvent prendre, et sur lesquelles leur action est la plus immédiate.

Les urines et les sueurs sont le plus communément excitées par les eaux de Bourbonne, et portées même, par fois, à une abondance extrême.

Les selles sont assez généralement plutôt diminuées qu'accrues par une petite dose d'eau thermale à l'intérieur; mais il est rare qu'elles ne se rétablissent par une plus grande, qui souvent alors, produit une diarrhée utile et de peu de durée. Il est cependant des tempéramens, qu'une seule verrée purge. Ceux-là ne doivent pas en augmenter la dose. Dans le cas contraire, mais quand l'état des premières voies ne permet pas d'ingérer l'eau en plus grande quantité, on a recours à des pillules stimulantes, d'une grande vogue et d'un grand usage à Bourbonne, aux lavemens, etc., selon les circonstances. Une observation à annoter est, que les eaux de Bourbonne produisent un effet d'autant plus salutaire que les déjections sont plus régulières.

Quelquefois ce sont les glandes salivaires, qui reçoivent et transmettent au dehors cet excédent des eaux. Alors les crachats sont expectorés sans fatigue, avec une abondance effrayante. Cette voie, plus rare que les précédentes, est heureuse, surtout lorsque ce sont des organes glanduleux ou parenchymateux qui sont affectés, comme dans les engorgemens chroniques de la rate, du foie, du pancréas, de la prostate, des glandes amygdales ou salivaires elles-mêmes, etc.

Je crois qu'on peut d'autant moins refuser à ces différentes évacuations, le nom de critiques, que nous voyons dans une grande partie des maladies chroniques du ressort des eaux de Bourbonne, des sueurs et des urines, accrues naturellement ou par des moyens médicaux, des diarrhées et des sputations abondantes, naturelles ou provoquées avant l'usage des eaux, et sans aucun résultat heureux pour le malade. Je pense que, dans ces cas, les eaux, après avoir rempli leurs fonctions stimulantes et laissé dans l'économie une très-grande portion des corps, qui les constituaient eaux thermales salines, et après avoir rapidement parcouru les différens viscères, en sont expulsées, non pas seulement avec la transpiration ordinaire, mais encore avec une partie des fluides stagnans eux-mêmes dans les organes malades. La preuve de cette assertion me semble être, dans l'odeur particulière qu'exhalent ces premières évacuations, dans le bien-être qu'elles apportent avec elles, malgré la lassitude que devrait opérer, à la longue, un aussi grand travail dans l'économie, dans l'état de force et d'embonpoint comparatif, que l'on rapporte chez soi, en sortant des eaux; et enfin, dans la continuité de leur action, plusieurs mois après qu'on en a cessé l'usage.

A dater du 13 à 14° jour, les douleurs deviennent moins vives : elles varient sur plusieurs points, et sur des lieux mêmes qu'elles n'avaient jamais occupés; elles voyagent et disparaissent plus ou moins rapidement, pour ne plus reparaître qu'à la même époque d'une saison nouvelle, mais avec infiniment moins de violence.

Il se développe encore dans le cours du traitement, deux épiphénomènes particuliers à ces eaux, résultat de la nature de la transpiration qu'elles excitent et de l'accroissement de la circulation sanguine opérée par elles. Le premier est une éruption qui couvre tout le corps, excite un prurit analogue à la fièvre miliaire, et offre tous les symptômes d'un exanthème fébrile. Sa durée est de trois à sept jours. Le deuxième se compose de sugillations ou maculatures bleuâtres, occupant le derme des parties charnues du corps et des membres. Elles ressemblent à de vraies ecchymoses, et disparaissent comme elles ont paru, sans cause apparente et sans douleurs. Ces deux épiphénomènes, qui apparaissent ordinairement sur la fin de la première saison ou au milieu de la deuxième, et qui sont plus communs dans certaines années, sont en général d'un excellent augure pour le traitement.

Nous n'avons parlé jusqu'ici que des effets progressifs des eaux; quant aux successifs, tous les malades, qui y reviennent, assurent que ces effets se prolongent au moins trois à quatre mois après leur départ, soit que, comme nous l'avons déjà dit, ces eaux aient laissé dans le corps vivant une portion de leur essence, qui circule avec les fluides et travaille avec eux, jusqu'à ce que l'harmonie soit parfaite ; soit, qu'en faisant naître cette fièvre dont nous avons parlé plus haut, elles aient débarrassé les organes des entraves qui les tenaient captifs, et les aient mis à même de contribuer seuls et par leur propre force vitale, au complément de la cure qu'elles avaient commencée. Quelle qu'en soit la cause matérielle, l'existence, bien avérée des faits, vaut mieux que tous les raisonnemens pour prouver la vérité de cette assertion.

§. 8. DU RÉGIME DES EAUX, DEPUIS L'ARRIVÉE DU MALADE A BOURBONNE, JUSQU'A SA GUÉRISON.

« Plusieurs s'imaginent (dit Hubert Jacob), » que pour prendre les eaux de Bourbonne il

» ne faille faire autre chose que de se jeter de-
» dans à corps perdu; au surplus voudraient
» vivre à leur liberté, etc. »

Cela arrive de nos jours comme du temps
d'Hubert Jacob. A peine les malades sont-ils
descendus de voiture, qu'ils vont eux-mêmes
chez le médecin auquel ils sont adressés ou
auquel ils ont donné leur confiance, s'ils peuvent
s'y transporter; ou bien qu'ils l'envoient chercher avec la plus grande hâte, sans se coucher
qu'ils ne l'aient vu; je dis vu, car de croire que
cette visite d'un médecin à un homme fatigué de
la route et qui souvent a passé plusieurs nuits
hors de son lit, lui soit utile, serait vraiment folie.
Voilà, à la lettre, ce qui arrive journellement, non
pas à un, mais, presque sans exception, à tous les
malades qui arrivent lors de la saison des eaux
à Bourbonne. C'est cependant ce qui ne devrait
se présenter que dans les circonstances rares où
la maladie réclame, non pas l'usage des eaux seulement, mais bien des secours pressans pour
quelques accidens survenus à l'arrivée. Dans le
cas contraire, un bon bouillon ou un repas proportionné aux forces et un bon lit, conviennent
bien mieux au malade, que ne le ferait la visite
d'Hippocrate lui-même.

Nous avons dit dans notre préface, combien

il importait au malade qui doit se rendre à Bourbonne, d'avoir, à l'avance, adressé à un des médecins des eaux, un état détaillé de sa maladie, pour savoir s'il doit avoir recours à cette médication, et à quelle époque il doit s'y rendre. S'il l'a fait et qu'on lui ait répondu par l'affirmative, il se trouve déjà en pays de connaissance avec celui qu'il s'est choisi par correspondance, et il est inutile qu'il lui présente sur-le-champ, non pas le malade qui lui a écrit, mais bien l'homme malade fatigué par un voyage souvent de longue haleine.

Nous avons également conseillé aux mêmes personnes de se faire leur propre logement avant leur arrivée à Bourbonne ; par la raison, que le malade peut considérer sa descente à l'auberge où il débarque, surtout s'il est faible ou impotent, comme une continuation de voyage, à moins qu'il n'ait le dessein d'y fixer son séjour.

C'est seulement le lendemain ou plus tard même, que le malade devrait envoyer chercher le médecin, après s'être toutefois muni d'un mémoire à consulter, ou mieux encore, d'une note détaillée de sa propre maladie qu'il aura, s'il le peut, rédigée à loisir lui-même : nous avons donné plusieurs exemples de ce genre de relation , dans les observations que nous avons annexées à cet ouvrage. Les questions qu'y ajoute le médecin et les réponses qu'il reçoit, suffisent ensuite pour déterminer le traitement à suivre dans la maladie.

Le nombre de cabinets de bains, et conséquemment celui des baignoires de l'établissement civil, étant, durant la saison des eaux, disproportionné avec celui des malades qui prennent les bains dans le même temps, on a dû, en laissant pendant deux heures entières chaque baigneur jouir de son cabinet, lui assigner en particulier une heure fixe, pour ne pas entraver le service général, ensorte que tous puissent en profiter à leur tour. Ces heures se nomment *pauses*. La première commence à quatre heures du matin, la deuxième à six, la troisième à huit, et la dernière à dix; ce qui, à cinquante-six baignoires par pause, donne un total de deux cent vingt-quatre malades qui peuvent se baigner dans la matinée. Les douches s'intercalent ainsi que les étuves, dans ces intervalles : quant à l'eau usitée en boisson, la fontaine est ouverte toute la matinée; et le servant, qui y est placé, toujours prêt à distribuer gratuitement les eaux à tous ceux qui les réclament.

Je n'ai donné ces détails, d'ailleurs utiles aux baigneurs, que pour leur montrer , qu'il est des circonstances qui pourraient les empêcher de boire, avant le bain même, toute l'eau thermale qui leur serait prescrite. Dans les cas ordinaires, chacun peut prendre sa méthode d'après l'avis du médecin, et d'après la manière dont se comportent chez lui les eaux prises à l'intérieur.

Quoiqu'il en soit, la coutume la plus avantageuse au baigneur, est de se lever de très-bonne heure si le temps le permet, et d'aller se promener avant le bain et les autres exercices. Immédiatement après, il se remet au lit, où il transpire, et reste environ deux heures entières.

Ici se présentent deux questions assez importantes : la première, sur le retour du malade à son lit, et la seconde, s'il lui est loisible ou non de s'y livrer au sommeil.

Nous avons, plus haut, témoigné notre regret, de ce que l'établissement civil des eaux de Bourbonne, n'ait pas, dans son intérieur même, des cabinets, où seraient placés des lits, sur lesquels les baigneurs pourraient aller, dans beaucoup de cas, se reposer immédiatement au sortir de leurs exercices. Ici nous ajouterons, qu'il nous paraît infiniment nuisible pour les malades, de s'exposer, quelque bien vêtus qu'ils soient, à l'air extérieur, lorsqu'ils sortent des bains, des douches ou des étuves. La transpiration qui les couvre alors, s'arrête ; la peau se resserre, et a besoin d'un nouveau travail de la nature pour revenir au point où elle était à la sortie. Il est peu d'eaux thermales, où l'on n'ait senti cet inconvénient, et où, sans aucune distinction de sexe, d'âge, ni de maladies, les personnes qui en font usage, ne soient transportées chez elles dans une chaise à porteur, bien enveloppées de vêtemens de laine, et remises dans un lit chaud, où les eaux continuent à opérer sans interruption leurs effets salutaires. A Bourbonne, il n'existe qu'une seule chaise à porteur, et encore n'est-elle employée que par les malades absolument impotens, et de loin en loin dans les mauvais temps, par quelques personnes un peu moins invalides. Dans la plupart des établissemens, c'est une machine appartenant à l'administration, dont le prix est inséparable de celui des eaux ; ici c'est un moyen de transport particulier, que chacun prend à son gré, et qui est si peu usité, qu'on craindrait, en s'en servant, de passer pour plus malade qu'on ne l'est réellement. J'ai démontré combien était mauvaise la méthode suivie dans les temps ordinaires : que dirai-je dans ceux de pluie, de froid, etc.? C'est à Bourbonne, seulement, qu'il faut voir ces gens, qui sortent d'une atmosphère de trente degrés et plus, dont la peau est encore rouge et stimulée par les douches et les étuves, regagner leur logis, en grelottant et les pieds dans la boue! La plupart disent à leur médecin qu'ils n'usent pas de chaise à porteur par économie; et tous les médecins leur répondront unanimement, que cette économie est si mal entendue à Bourbonne, qu'ils y passeront, un temps double, sans en retirer les fruits, qu'ils auraient eu droit d'en prétendre par une pratique opposée.

La deuxième question est infiniment plus facile à résoudre : il est très-peu de circonstances, à moins que celles d'imminence de congestions cérébrales, où le sommeil soit nuisible en sortant des eaux. Le malade doit seulement, qu'il dorme ou qu'il veille, avoir près de lui, au moins une chemise sèche et un gilet de flanelle de rechange, aussitôt que les siens seront trop imbibés par sa transpiration ; car il est des malades qui en humectent deux à trois dans chaque matinée. Ils doivent également s'habiller et se lever aussitôt que cette sueur commence à se refroidir. Les vêtemens seront toujours proportionnés à la température atmosphérique, mais un peu moins légers pourtant, qu'ils ne le seraient, toutes choses égales d'ailleurs, si l'on n'était pas soumis au traitement des eaux thermales.

La coutume généralement suivie à Bourbonne, lorsqu'on y vit en commun, est de déjeûner à dix heures et à la fourchette; c'est le dîner de nos ancêtres. Ce repas, ainsi que le second, dont nous parlerons plus bas, y est toujours trop abondant et trop recherché pour des malades. A des mets sains et faits pour eux, tels que sont les viandes rôties et bouillies, à des légumes frais et bien cuits, se joignent presque toujours des ragoûts épicés, des salaisons, de la viande de porc, de la venaison, des pâtisseries, des écrevisses, des poissons gras, des crudités, artichauds verts, fruits peu mûrs, fraises, framboises, cerises, pêches, abricots, poires, etc., qui flattent la sensualité et la gourmandise, et qui font bien vite oublier les avis du médecin et le soin de sa propre santé. C'est un des plus graves reproches que j'adresserai en masse à tous ceux qui nourissent des baigneurs à Bourbonne. Du reste, le pain y est généralement bon, bien manutentionné; le vin, d'une qualité plus que passable et excellent pour des malades; et il y aurait dans ces tables de quoi choisir utilement pour tous, si l'on ne se laissait allécher par la vue de mets qui paraissent plus savoureux par l'obligation même où l'on serait de s'en abstenir. Quelques baigneurs, parmi les dames surtout, ne déjeûnent qu'avec une tasse de café au lait;

d'autres, à l'anglaise, avec du thé, des tartines et des œufs. Toutes ces méthodes sont excellentes quand on en a l'habitude, et que les digestions se font bien. On doit seulement éviter les excès, et sortir de table sans avoir dépassé les bornes de la tempérance. Aux eaux, le déjeûner, ou plutôt l'action de rester à table, se prolonge long-temps après que celle-ci est desservie. Comme l'on y vit sans contrainte et avec une sorte d'intimité, que rend plus grande encore l'analogie de caractère ou de maladie, c'est alors que l'on se raconte des histoires, ou les événemens importans du jour. C'est aussi à la fin du déjeûner, que se machinent les projets pour la soirée, ceux du lendemain et même de plusieurs jours. Puis la table s'écoule lentement, les parties de promenade s'exécutent, soit en masse, soit en petits comités réunis par le même ton et des goûts analogues. On se promène, on se repose alternativement ; on va, on vient, on fait une partie de billard, de dames ou d'échecs ; on lit les gazettes, etc. ; on se crée des occupations, jusqu'à ce que les cinq heures et le son de la cloche rassemblent, de nouveau, les mêmes personnes, pour le retour des mêmes besoins et des mêmes plaisirs. Entre ces deux intervalles de temps, le château, les promenades, la grande route, etc., reçoivent en groupes les baigneurs. Là ils trouvent des lieux pour se reposer et des ombrages pour se mettre à l'abri ; mais s'ils poussent jusqu'aux bois, qu'ils se gardent de se placer sur l'herbe, qui, toujours humide, ramènera leurs douleurs et détruira le bien qu'ils auraient pu obtenir des eaux et de leur régime.

Souvent même, ces bois sont le but d'un voyage général d'une ou de deux maisons réunies. On part immédiatement après le déjeûner, à pied, à âne, à cheval, en voiture ; on s'y réunit, on y dîne, on y passe la journée entière, et ce n'est que le soir qui ramène au gîte les gais voyageurs. La *place Gauthier*, la *fontaine de Beauregard*, les villages voisins, *Serrequeux, Donnemartin, la Verrerie de Labondice, Sénaide, Villard, Frênes, Châtillon*, les débris des vieux châteaux de *Denrémont, Coiffy-le-Haut*, et *Varennes*, les tombes d'*Aigremont*, etc., sont autant de buts de pareilles promenades, dans lesquelles, jeunes et vieux, sans soucis et sans inquiétude, dépensent gaiement une petite portion de leur vie, pour rendre plus heureuse encore celle qui leur reste à parcourir.

Mais c'est surtout les soirées qui sont agréables aux eaux. Je pourrais cependant leur faire le même reproche qu'aux repas ; elles sont, pour la plupart du temps, trop *savoureuses*, pour que des malades puissent se maintenir dans les bornes d'une sobriété salutaire. Soit que ce ne soit que de simples réunions d'amusemens, de conversations sérieuses et instructives, de petits jeux (car partout à Bourbonne, le jeu n'est qu'un simple jeu et pas du tout une affaire importante ni ruineuse) ; soit qu'il s'agisse d'un concert ou d'un bal, les personnes gravement malades, non plus que celles qui le sont moins, ne savent pas se retirer assez tôt. Il semble qu'on ait, d'un commun accord, oublié que, le lendemain de très-bonne heure, on reprendra ses exercices, et que l'on doit s'y préparer par le repos. En général, on se couche beaucoup trop tard à Bourbonne, dont j'ai esquissé ici le plan d'une journée.

Se lever de bonne heure, manger avec modération et des alimens sains, faire, dans le beau temps et à l'abri des grandes ardeurs du soleil, un exercice proportionné à ses forces, se coucher tôt, éviter l'air humide du soir, surtout dans les quartiers bas de Bourbonne, et se délivrer principalement de toutes occupations sérieuses, telles sont, diététiquement parlant, les précautions les plus sages et la plus utiles lorsqu'on fait usage des eaux. Si les malades étaient assez raisonnables pour s'y astreindre, quelque temps encore par delà, ce petit assujétissement leur serait largement payé par des effets successifs plus heureux après leur retour.

Je n'ajouterai qu'un mot à ce long article, c'est qu'il est beaucoup plus important que ne le pensent les malades dont quelques-uns même, sortent du bain pour se mettre en route, de se reposer quelques jours avant de quitter Bourbonne ; de faire leur voyage autant qu'ils le pourront à petites journées, et de ne pas passer de nuits dans les voitures. Quelque bien qu'ils se trouvent à leur départ, il est de leur intérêt d'agir alors, comme s'ils entraient dans une vraie convalescence.

TABLEAU

Des Médecins, Chirurgiens, Pharmaciens et
Officiers-de-santé établis à Bourbonne-les-
Bains, durant la saison des eaux.

MM. le docteur Férat, médecin principal des armées, en retraite, ex-
médecin en chef de l'hôpital militaire.

Le docteur Ballard, médecin principal des armées, médecin en
chef de l'hôpital militaire.

Le docteur Therrin, chirurgien principal des armées, chirurgien en chef de l'hôpital militaire.

Morlot, f. f. d'aide-major à l'hôpital militaire.

Franchimont, f. f. de sous-aide-major au même hôpital.

Lefaibvre, médecin-inspecteur honoraire de l'établissement
civil.

Le docteur Renard, inspecteur de l'établissement civil.

Le docteur Julien, spécialement adonné au traitement des aliénés.

Le docteur Lemolt, docteur en chirurgie.

Pierson, ex-employé à l'hôpital militaire.

Rébiéres, pharmacien en chef de l'hôpital militaire.

Franchimont, f. f. d'aide-major à l'hôpital militaire.

Bézu, ex-pharmacien en chef de l'hôpital militaire.

Bastien, pharmacien.

HOTELS

Qui reçoivent des Baigneurs et qui envoient en ville.

1°. *A la Tête de Bœuf*, TORCHEBŒUF, rue des Capucins, on trouve chez lui chevaux et voitures.

2°. *Au Mouton-Blanc*, QUATREMAINS, Grande rue. C'est chez lui que descendent la plupart des diligences et voitures publiques.

3°. *Au Cheval-Blanc*, MELCHIOR, Grande rue, où descend une des voitures de Langres.

4°. *Au Croissant*, Grande rue, où descendent les voitures de Neufchâteau.

MAISONS PARTICULIÈRES

Qui logent et nourrissent les Baigneurs durant la saison des eaux, et à tant par jour.

M. FRANCHIMONT, place des Bains, pour maitre 8 fr., pour servans 4 fr.

M. Gaspard JAUGE, rue des Bains, ... 5   id.   3

M.me veuve DELAROCHE-GEVRAY, rue de
Vellonne, ... 5   id.   3

M. JULIEN, rue de Vellonne, ... 5   id.   3

M. GAGNANT, menuisier. . . . . 90 fr. par mois.

M lles PORTE, rue de Vellonne, ... par mois   75

M. MALLIARD, rue de Lalo, ... idem   60

M. PECHINET,   idem   . . . . . . idem   60

M. PECHINET-SIMON, place des Bains, . idem   60

PRINCIPALES MAISONS

Qui logent des Baigneurs, sans les nourrir.

M. le chevalier ARMAND, colonel en retraite, rue des Bains.

M. ARTAUT, garde général, rue de Vellonne.

M. AUBERT, propriétaire, place d'Orfeuille.

M.me veuve BARRAT, propriétaire, place des Bains.

M. Bastien, pharmacien ; rue Porte-Golon.

M. Bastien, cordonnier, rue des Bains.

M.lles Bezançon, rue Porte-Golon.

M. Bézu, pharmacien, place de la Fontaine.

M. Bourgeois, armurier, rue des Bains.

M. le chevalier Brouville, officier en retraite, place de la Fontaine.

M. Burel, propriétaire, rue de la Poste.

M.me veuve Carteau, place de la Fontaine.

M. Champagne, rue des Bains.

M. Chaudron, Baltazard, rue de Paris.

M.lle Chaudron, place de la Municipalité.

M. Chrétiennot, marchand, rue de la Porte-Golon.

M. Dervosces, propriétaire, rue de la Poste.

M. Devaux, marchand, rue du Hêtre.

M. Donzé, rue de Vellonne.

M. Foisset, receveur de l'enregistrement, place des Bains.

M. Galliard, tourneur, rue de Lalo.

M.me veuve Gallimez, propriétaire, place des Bains.

M. Gallimez fils, place des Bains.

M. Gauchard, rue Vellonne.

M. Gautrot, rue de Lalo.

M. Gavaux, organiste, rue des Bains.

M.me veuve Guillemard, rue de l'Hôpital.

M. le chevalier Levelino, officier en activité de service, rue Porte-Golon.

M. Lefebvre-Maré, marchand, rue du Hêtre.

M. Lempereur, chapelier, place de la Fontaine.

M. Maillard, rue de Lalo.

M.me veuve Millot, place des Bains.

M.me veuve Mutineau, place des Bains.

M.lles Mutineau, rue de Vellonne.

M.me veuve Mercier, rue Porte-Golon.

M. Meynard, épicier, rue Porte-Golon.

M. Michel, horloger, rue du Génie.

M. Miedan, épicier, rue Porte-Golon.

M. Morel, horloger, place de la Fontaine.

M. Morel, infirmier, rue de Lalo.

M. Muriagaz-Plomb, orfèvre, rue de l'Hôpital.

M. Ozannes, rue des Bains.

M. Perrignon-Chapelle, rue de Vellonne.

M. Peyssel, rue de l'Hôpital.

M. Plantier, épicier, place de la Fontaine.

M.me veuve Praost, rue de Lalo.

M. Robert, boulanger, rue de Vellonne.

M. Robert, maçon, rue d'Orfeuille.

M.me veuve Therrin, rue de Paris.

M. Thomas, marchand, place de la Fontaine.

M.me veuve Vandelincourt, rue de la Poste.

M. Vigneron, tailleur, rue des Bains.

TARIF

Des Bains, Douches, Étuves, etc., à l'établissement civil des eaux thermales de Bourbonne.

Dans les cabinets.

Pour un bain, ...	o fr.	75 c.
une douche, ...	o	75
une étuve, ...	o	5o

Dans les piscines.

Pour un bain, ...	o fr.	15 c.
une douche, ...	o	25

Prix du linge.

Pour un drap de douche, ...	o fr.	10 c.
fond de bain, ...	o	20
peignoir chaud, ...	o	15
froid, ...	o	10
une serviette froide ou chaude, ...	o	o5

Le Baigneur dispose de son cabinet durant deux heures entières. Le temps du bain peut être d'une heure, celui de la douche de vingt minutes.

FIN.